中药现代化研究系列

中药柏子仁
基于计算化学基因组学的研究

苏薇薇　刘海滨　解向群　王永刚　王利荣　著

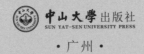
·广州·

版权所有　翻印必究

图书在版编目（CIP）数据

中药柏子仁基于计算化学基因组学的研究/苏薇薇，刘海滨，解向群，王永刚，王利荣著. —广州：中山大学出版社，2021.3

（中药现代化研究系列）

ISBN 978-7-306-07153-8

Ⅰ. ①中… Ⅱ. ①苏… ②刘… ③解… ④王… ⑤王… Ⅲ. ①柏子仁—研究 Ⅳ. ①R282.71

中国版本图书馆 CIP 数据核字（2021）第 038493 号

出 版 人：	王天琪
策划编辑：	曾育林
责任编辑：	曾育林
封面设计：	刘　犇
责任校对：	唐善军
责任技编：	何雅涛
出版发行：	中山大学出版社
电　　话：	编辑部 020-84110283，84113349，84111997，84110779，84110776
	发行部 020-84111998，84111981，84111160
地　　址：	广州市新港西路135号
邮　　编：	510275　　传　真：020-84036565
网　　址：	http://www.zsup.com.cn　E-mail：zdcbs@mail.sysu.edu.cn
印 刷 者：	广州市友盛彩印有限公司
规　　格：	787mm×1092mm　1/16　8.875 印张　208 千字
版次印次：	2021 年 3 月第 1 版　2021 年 3 月第 1 次印刷
定　　价：	48.00 元

如发现本书因印装质量影响阅读，请与出版社发行部联系调换

内 容 提 要

本书呈现在大家面前的,是中山大学苏薇薇教授团队与美国匹兹堡大学解向群教授团队合作的原创性研究成果。本书在构建 AD 靶点预测、信号通路分子机制研究、多聚药理分析和新颖抗 AD 小分子药物设计"一站式"技术平台的基础上,采用 Aβ 诱导的 AD 线虫筛选模型,对中药柏子仁有效部位进行活性指导的追踪分离和活性评价,阐明了二萜类化合物和脂肪酸类化合物是柏子仁抗 AD 的活性物质基础。

《中药柏子仁基于计算化学基因组学的研究》 著者

苏薇薇　刘海滨　解向群　王永刚　王利荣

目 录

第一章 引言 1
 第一节 阿尔茨海默病的研究进展 3
 第二节 基于 AD 分子机制的老年痴呆治疗药物研究进展 6
 第三节 计算化学基因组学与靶点虚拟筛选 10
 第四节 中药柏子仁的研究进展 18
 第五节 本书主要研究内容 22

第二章 云计算化学基因组学老年痴呆靶点筛选平台的构建 23
 第一节 概述 25
 第二节 云计算化学基因组学 AD 靶点库的建立 25
 第三节 本章小结 47

第三章 柏子仁有效部位抗老年痴呆活性成分研究 51
 第一节 概述 53
 第二节 柏子仁有效部位的分离 53
 第三节 各馏分的活性筛选 55
 第四节 活性馏分的分离 59
 第五节 单体化合物活性评价 84
 第六节 本章小结 86

第四章 柏子仁有效部位抗 AD 靶点预测和验证 89
 第一节 概述 91
 第二节 柏子仁有效部位抗 AD 靶点预测 91
 第三节 柏子仁有效部位抗 AD 靶点验证 100
 第四节 本章小结 104

第五章 全书总结 107

参考文献 ·· 112

附录Ⅰ 缩略语表 ·· 123

附录Ⅱ 化学结构及靶点研究数据 ·· 124

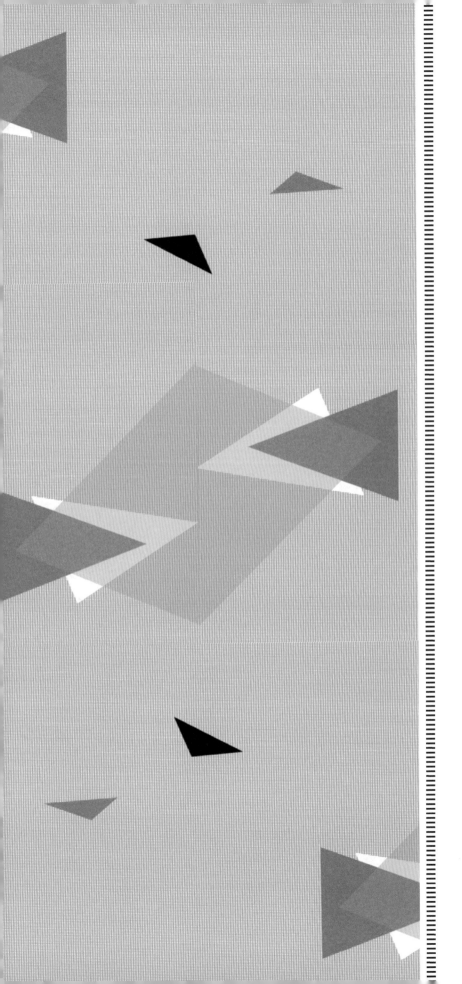

第一章 引言

第一节 阿尔茨海默病的研究进展

老年痴呆是一种严重危害人体健康的神经退行性疾病[1-2]。阿尔茨海默病（Alzheimer's disease，AD）是老年痴呆中最主要的类型。其临床表现如下：记忆和认知功能不断恶化，行为举止异常，日常生活能力逐渐减退，并伴有各种精神障碍。目前全世界约有 3600 万 AD 患者，随着人口老龄化的加剧，预计到 2050 年，AD 患者人数将超过 1 亿[3]。老年痴呆给患者带来痛苦的同时，也给社会和家庭造成极大的经济和心理负担，已成为不容忽视的社会问题。

一、AD 的病理学特征

AD 的病理学特征主要是患者脑组织结构改变和脑萎缩，脑部的神经细胞间出现 β 淀粉样蛋白（amyloid beta peptide，Aβ）沉积，也称为老年斑（senile plaques，SP）；神经细胞内部出现神经纤维缠结（neurolfibrillary tangles，NFT），同时伴有神经突触的消失和椎体神经元的功能障碍[4-5]。这些病理改变主要体现在患者脑部颞叶、顶叶及额叶联合区等区域，如海马、大脑皮层及前脑等组织中。

二、AD 的发病机制

近年来，老年痴呆的病因一直是神经科学领域的研究热点。AD 发病机制极其复杂，涉及遗传基因的突变、老年斑的生成、Tau 蛋白的异常磷酸化、免疫炎症反应、细胞内钙离子功能紊乱、自由基损伤及神经细胞凋亡等因素。然而，确切的发病机制尚未阐明。随着机制研究的深入发展，已形成多种学说。目前，被广泛接受的学说主要有胆碱能假说、β 淀粉样蛋白级联假说、Tau 蛋白假说、炎症及氧化应激假说等[6-8]。

（一）胆碱能假说（cholinergic hypothesis）

中枢神经系统中胆碱能神经元与认知功能密切相关。AD 病理中一个显著的特征是胆碱能神经元的缺失，相应胆碱能受体的含量减少，如乙酰胆碱转移酶、毒蕈碱受体和尼古丁乙酰胆碱等。研究表明[9]，胆碱能神经元和突触功能的缺失与 AD 认知功能障碍存在明显的相关性。因此，胆碱能系统的退化是 AD 记忆功能减退的主要原因。基于胆碱能学说，目前大多数上市 AD 治疗药物以维持和增加胆碱能神经递质的传递为主，以改善患者的记忆和认知功能。

（二）β 淀粉样蛋白级联假说（amyloid hypothesis）

随着对 AD 病理机制研究的深入，人们对 β 淀粉样蛋白的产生、聚集和清除进行了大量研究，提出 β 淀粉样蛋白级联假说[10]。该假说认为 Aβ 的过量产生是导致 AD 病理的关键因素之一。Aβ 是由 β 淀粉样前体蛋白（amyloid precursor protein，APP）逐步水解产生。基于 APP 代谢是否产生 Aβ，可分为两种裂解途径：一种是非 Aβ 产生途径。在正常情况下，APP 先经 α 分泌酶（α-secrease）裂解生成 sAPPα 和 C83 羧基末端片段，再通过 γ 分泌酶（γ-secrease）切割生成胞内片段 APP intra-cellular domain（AICD），此途径并不产生 Aβ 淀粉样蛋白。而另一种途径则为 Aβ 产生途径。在病理条件下，APP 先经 β 分泌酶（β-secrease，BACE1）裂解，剩余片段再经 γ 分泌酶水解，产生胞外淀粉样肽片段 $Aβ_{1-40}$（～90%）、$Aβ_{1-42}$（～10%）和 AICD[11]。这两种淀粉样肽（$Aβ_{1-40}$／$Aβ_{1-42}$）易于聚集形成毒性的 Aβ 寡聚体（oligomers）和不溶性的 Aβ 纤维（fibrils）[12]，导致离子通道阻断、细胞内钙离子功能紊乱，诱导氧化应激，造成能量代谢和糖代谢异常，进而引发神经毒性和免疫炎症等级联反应，造成突触和神经元的损伤、记忆和认知功能障碍，并逐步在脑内沉积形成老年斑，最终引发老年痴呆[13-14]（图 1-1）。

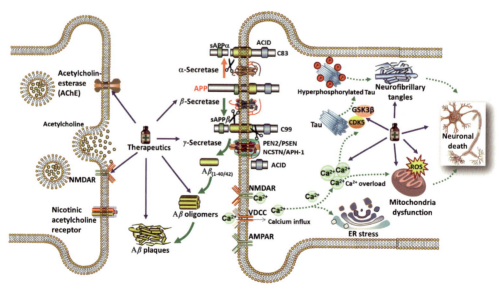

图 1-1 AD 的发病机制和相关信号通路

(三) Tau 蛋白假说 (Tau hypothesis)

AD 另一个重要的病理特征是神经纤维缠结 NFTs 的形成。该假说认为,微管结合蛋白 Tau 的结构和功能异常会导致 AD 的产生[15]。Tau 蛋白是神经细胞内特有的微管相关蛋白,它能促进微管蛋白组装形成微管,维持神经轴突和胞浆的正常运输[16]。此外,Tau 蛋白经正常磷酸化后可以起到稳定微管骨架的作用。Glycogen synthase kinase-3 beta (GSK3β) 和 Cyclin-dependent kinase 5 (CDK5) 是 Tau 蛋白磷酸化的主要激酶。然而,异常磷酸化的 Tau 蛋白会与其他蛋白纤维结合,在细胞内形成 NFTs,导致细胞微管骨架功能障碍,严重影响神经细胞间正常的信号传导,甚至造成神经细胞凋亡[17]。因而,NFTs 尤其是可溶性的 Tau 蛋白近期被认为是引起 AD 病因的关键因素(图 1-1)。

(四) 炎症假说 (inflammatory hypothesis)

AD 的病理过程常常涉及炎症反应,炎症学说认为[18],Aβ 寡聚体能够与细胞膜上的诸多受体结合,启动胞内的信号通路,激活小胶质细胞和炎症相关的蛋白酶(如 MAPK14),释放细胞炎症因子和活性氧,引发炎症级联反应,导致神经元的病变和死亡。同时,细胞炎症因子能够减少 PPARγ 受体,从而增加 β 分泌酶的转录和表达,加速 Aβ 的产生[19]。激活的小胶质细胞也能够促进 Tau 蛋白的异常磷酸化并聚集形成 NFTs[20],从而加速 AD 的进展。

(五) 氧化应激假说 (oxidative stress hypothesis)

氧化应激 (oxidative stress) 系机体氧自由基与其清除系统失衡,造成活性氧 (reactive oxygen species, ROS) 的大量生成。过量的 ROS 可造成细胞能量代谢异常,引起线粒体功能障碍,导致神经元氧化应激损伤;同时,ROS 能够促进 Aβ 的聚集,增加 Aβ 毒性。产生的 Aβ 反过来也能加速 ROS 的产生,如此形成恶性循环,加剧氧化应激损伤。此外,氧化应激能够诱导 Tau 蛋白异常磷酸化的生成,进一步导致神经元的损伤和凋亡,加速 AD 病情的进展[21]。

上述多种假说为研究 AD 病理机制、分子作用靶点和 AD 药物的设计和发现提供了丰富的理论依据。

第二节 基于 AD 分子机制的老年痴呆治疗药物研究进展

由于 AD 发病机制复杂，涉及多个基因、蛋白和它们的相互作用，确切的发病机制尚未阐明。目前上市的 AD 治疗药物仅能缓解临床症状，却无法阻止疾病的进程。有效抗痴呆药物的研究已引起世界各国的高度关注，具有深远的社会意义。近年来，随着对 AD 分子机制的深入研究，一些关键蛋白靶点结构和功能相继被确定，为抗老年痴呆药物研发提供了重要理论依据。目前，AD 治疗药物和临床试验药物的研究开发主要集中在以下方面（图 1-2）。

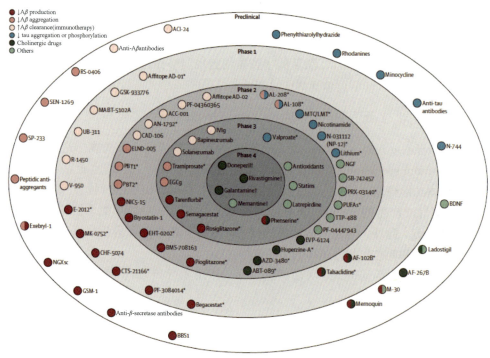

图 1-2　AD 药物的研究现状[40]

一、胆碱能药物（cholinergic drugs）

目前，上市 AD 治疗药物主要为胆碱酯酶抑制剂和谷氨酸受体 NMDAR 拮抗剂。美国 FDA 批准的乙酰胆碱酯酶抑制剂的药物有他克林/tacrine（1993）、多奈哌齐/donepezil（1996）、卡巴拉汀/rivastigmine（2000）和加兰他敏/galantamine（2001）。这些药物对改善 AD 患者的记忆和认知功能有一定的疗效[22]。另外，我国研究人员自主开发的抗痴呆天然药物石杉碱甲（huperzine A）是一种高效的乙酰胆碱酯酶抑制剂，它能够提高 AD 患者脑中乙酰胆碱 ACh 的含量，改善记忆和学习能力，同时，还具有抗氧化、提高线粒体功能等多重神经保护作用[23]，是一种前景广阔的 AD 治疗药物[24]。然而，乙酰胆碱酯酶抑制剂只能缓解患者的临床症状，却无法阻止疾病的进程，加之此类药物的临床疗效单一，目前以该靶点开发的胆碱能药物研究进展缓慢，各大制药公司纷纷转为研发其他靶点的 AD 治疗药物。

二、减少 Aβ 产生的药物

Aβ 的过量产生是 AD 病理的关键诱发因素之一。由于 β 和 γ 分泌酶负责水解 APP 产生 Aβ，因此通过抑制或调控 β、γ 分泌酶的含量从而减少 Aβ 的产生，已成为 AD 药物研发的新策略。目前，基于该策略开发的药物有以下两种。

（一）β 分泌酶抑制剂

当前，已有 8 个 β 分泌酶抑制剂进入临床研究，如默克公司研发的 MK-8931 β 分泌酶抑制剂已完成 I 期临床研究。结果表明，MK-8931 能够显著降低患者 Aβ 水平，且无明显毒副作用，患者耐受性良好[25]，目前该药物正在同时进行 II/III 临床研究[25]。礼来公司开发的 LY2811376 是一种高效、高选择性的 β 分泌酶抑制剂，其 EC_{50} 为 300 nmol/L，现在正在进行 I 期临床研究[26]，治疗前景广阔。此外，用于治疗糖尿病的罗格列酮被发现具有 β 分泌酶的抑制作用，它通过激活 peroxisome proliferator-activated receptor γ（PPARγ）核转录因子，抑制 β 分泌酶的表达，促进 APP 的降解[27]。罗格列酮对改善轻度和中度 AD 患者的认知能力有一定疗效，目前该药物正在进行 III 期临床研究。

（二）γ 分泌酶抑制剂或调控剂

目前，至少有 7 种 γ 分泌酶抑制剂或调控剂（LY-450139、MK-0752、E2012、BMS-708163、PF-3084014、GSI-953 和 NIC5-15）处于临床研究阶段。默克公司研发的 γ 分泌酶抑制剂 MK-0752 可以显著降低 AD 患者脑脊液中 Aβ 水平，但该药物也作用在 Notch 信号通路，引起强烈的胃肠道等毒副作用[28]，该药已完成 I 期临床研究。辉瑞公司开发的 PF-3084014 是一种选择性高的 γ 分泌酶调控剂,体外实验显示它能显著减少 Aβ 水平（IC_{50} = 1.2 nmol/L）。此外,它还具有良好的脑渗透性,可长效调控 Aβ 水平,提高患者的认知能力[29],目前该药正在进行临床研究。作为 APP 代谢的关键性酶,γ 分泌酶已成为 AD 治疗的重要靶点之一。但不容忽视的是,低选择性的 γ 分泌酶抑制剂会影响 Notch 等信号通路受体,导致严重的毒副作用。因此,设计合成选择性高的 γ 分泌酶抑制剂或调控剂具有更为广阔的前景。

三、抑制 Aβ 聚集和促进 Aβ 降解的药物

研究表明,Aβ 寡聚体具有显著的神经毒性,一些制药公司正在积极研发能够减少 Aβ 的聚集和促进 Aβ 降解的药物。PBT2 是 Prana Biotechnology 公司开发的一种金属蛋白复合物,它能够影响 Cu^{2+} 和 Zn^{2+} 介导的 Aβ 寡聚化,促进 Aβ 寡聚体的清除,降低患者脑中可溶性和不溶性 Aβ 的水平,具有显著的认知功能改善效果[30]。此外,一些 Aβ 的免疫治疗药物（主动免疫和被动免疫）相继被开发,用于抑制 Aβ 的聚集和促进 Aβ 降解,具有显著的疗效[31-32]。

四、靶向 Tau 蛋白的药物

如前所述,异常磷酸化的 Tau 蛋白会与其他蛋白纤维结合,在细胞内形成神经纤维缠结（NFTs）,导致细胞微管骨架功能障碍,严重影响神经细胞的信号传导,造成神经细胞凋亡。

针对 Tau 蛋白有两种治疗策略[33]:一是通过抑制 Tau 磷酸化过程中的关键激酶（如:GSK-3β、CDK5 等）,减少微管 Tau 蛋白的异常磷酸化;二是减少 Tau 蛋白聚集或促进其解聚的药物。NP-031112（NP-12）是一种 GSK-3β 的非 ATP 竞争性抑制剂,它可有效降低磷酸化 Tau 蛋白在脑中的浓度,减少 Aβ 沉积,防止神经元细胞凋亡,目前该药物正在进行 II 期临床研究[34]。此外,减少 Tau 聚集的药物亚甲基蓝已进入 II 期临床研究,它不仅能够显著抑制 Tau 蛋白的聚集,还可以降低 Aβ 水平,其安全性评价正在进行中[35]。

此外,用于 AD 治疗的药物还包括神经营养因子[36]、抗氧化剂[37]、磷酸二酯酶抑制剂[38]和线粒体保护剂[39]等。由于这些药物血脑屏障的渗透性差,其临床效果欠佳。

五、多靶点 AD 治疗药物已成为研究热点

既往的药物研发是根据"单药、单靶点、一种疾病"的研发思路,强调药物靶标的特异性。然而,AD 疾病涉及诸多靶基因、蛋白和复杂信号通路的相互作用,

基于单一靶点开发的药物往往很难阻止AD疾病的进程，况且一味追求某一特定靶点的高激活或高抑制活性，往往会导致严重的副作用，如乙酰胆碱酯酶抑制剂会引起恶心、呕吐等外周胆碱样反应；β分泌酶抑制剂会影响髓鞘生成、神经元回路和突触的正常功能[41]。

近年来，基于多靶点的AD药物设计已成为研究热点。Medivation和Pfizer公司联合开发的Latrepirdine药物既具有抑制AChE、拮抗NMDA受体，又能调节线粒体的通透性，II期临床研究表明Latrepirdine对轻至中度AD患者有效[42]。已批准上市的AD治疗药物盐酸美金刚也具有拮抗NMDA受体和抑制Tau蛋白过度磷酸化的双重作用[43]。此外，Weinstock等人设计了单胺氧化酶MAO和乙酰胆碱AChE的抑制剂TV3326，它能显著改善东莨菪碱诱导的小鼠记忆损伤[44]，也具有明显的抗抑郁效果，血脑屏障渗透性良好。另外，Youdim等人在神经保护剂VK28和MAO抑制剂雷沙吉兰（rasagiline）的基础上，设计合成了既具有显著自由基清除活性又能选择性抑制MAOB的候选药物M30[45]，显示了很好的开发潜力。

六、多靶向抗AD天然药物优势独特

天然药物在疾病治疗上具有整体治疗、调制并举等优势。其发挥药效的基础恰恰是"多组分、多靶点"。我国医学古籍中早就记载了诸多治疗痴呆、健忘的单味药和复方制剂，在痴呆治疗方面有着深厚的积累和独特的优势，为多靶点抗AD药物的研制提供了宝贵信息。

中药银杏提取物（EGB761）具有多重神经保护作用，能够阻止Aβ聚集，减少Aβ毒性[46]，降低线粒体中活性氧ROS的水平[47]，增强神经细胞线粒体功能，抑制神经细胞的凋亡[48]。此外，它还能增加神经递质的含量，改善记忆和认知功能[49]。天然药物石杉碱甲（Huperzine A）不仅是一种高效的乙酰胆碱酯酶抑制剂，还具有抗氧化、神经营养、提高线粒体功能等神经保护的多重效果[50]，II期临床研究结果表明，石杉碱甲可明显改善AD患者的记忆障碍和认知功能，其耐受性良好[51]。天然药物姜黄素不仅能显著降低AD模型大鼠APP和PS-1的表达，抑制Aβ的异常聚集，还具有显著的抗氧化和抗炎效果。另外，二苯乙烯苷类天然产物对AD多个靶点和信号通路也起到调节作用，具有神经营养和神经保护等多重作用[52]。

中药及天然药物多靶向的作用方式为新型AD治疗药物提供新的线索和研究方向，根据该策略发现的活性化合物可以有效调节AD信号通路中的多个靶标，产生综合协同的治疗效果。多靶点抗AD天然药物的发现将有助于弥补单靶点药物的作用单一性和多种药物（polydrugs）联合应用带来的毒副作用，从而为新一代老年痴呆多靶点药物的发现提供广泛的物质基础。

然而，中药成分复杂、作用靶点机制不清，如何阐明中药的多组分、多靶点，一直是研究的难点。随着计算化学基因组学的迅猛发展，计算机靶点虚拟技术具有高效、快速、成本低等优势，逐渐成为靶点筛选和药物设计的首选，尤其在中药的靶点预测、结构优化和揭示其多靶点相互作用机制上具有独特优势。

第三节 计算化学基因组学与靶点虚拟筛选

化学基因组学运用各种技术研究小分子化合物在基因、蛋白水平上的生物应答。这些得到的生物应答信息不仅可以用于揭示活性产生的作用机制，还可以预测小分子化合物的潜在作用靶标。基于小分子化合物在各种生物模型上表现的综合研究数据，可以为药物设计和靶点预测提供丰富的信息。

计算化学基因组学就是基于计算机模拟的方式，在化学基因组规模下系统探究小分子化合物和相关基因靶点间相互作用的一种新方法。它利用各种生物信息学和化学信息学来综合预测小分子化合物的作用靶点和生物活性，为多靶点药物设计和药物潜在作用靶点预测提供了有力手段。

由于AD发病机制复杂，涉及多个基因、靶蛋白和它们的相互作用，如何进行靶标的筛选和确认是当前AD药物研发的一个关键环节。所谓的药物靶点是指能够与小分子药物或活性化合物发生特异性结合，并产生特殊生理效应的生物大分子（如蛋白质等）。小分子药物与靶蛋白的相互作用是大多数药物发挥生物学功能的基础。

传统药物靶点筛选方法有高内涵筛选、亲和色谱和蛋白质组学等，然而这些方法费时、耗力，研究费用高。计算化学基因组学的飞速发展，使其逐渐成为药物靶点筛选和药物设计的首选，尤其在中药的靶点预测、结构优化和揭示其多靶点相互作用机制上具有独特优势。

一、基于计算化学基因组学的靶点筛选方法

目前，基于计算化学基因组学进行靶点筛选和预测的方法大致分为四类：分子相似性搜索（chemical similarity）、数据挖掘/仪器学习法（data mining/machine learning）、反向对接法（panel docking）和生物活性谱分析法（bioactivity spetra analysis）。

（一）基于分子相似性的靶点预测（target prediction based on molecular similarity）

分子相似性靶点预测方法是根据普遍认可的药物化学基本原理：结构相似的化合物具有相似的物理化学性质和生物学效应[53]。用靶点已知的活性化合物来寻找结构相似的化合物，根据分子相似性原则，该化合物可能具有相似的作用靶点。通常将化合物的结构信息通过分子指纹（chemical fingerprint）等二维或三维结构特征描述符来表示，比较两个或多个分子结构相似的程度即等同于比较它们分子描述符的相似性[54]。由于二维描述符的计算效率高，其常用于靶点筛选和预测。计算化合物相似度的方法有多种，常用 Tanimoto 系数来衡量分子结构间的相似性[55]。此外，统计分析方法也被应用于分子相似性的分数评估，并成功用于药物再利用和副作用的靶点预测[56]。

基于分子相似性方法预测靶点的优点是快速、高效。任何一个具有靶点生物信息的化合物库都可以进行分子相似性搜索来预测其作用靶点。但该方法也存在一定的局限性，由于仅考虑化合物的结构信息，其与靶点间的相互作用无法充分体现。如果某些靶点缺乏与之对应的化合物信息，则无法利用分子相似性方法进行靶点预测。

（二）基于数据挖掘的靶点预测（target prediction based on data mining methods）

该靶点预测方法是基于数据挖掘（algorithms of data mining）算法和机器学习（machine learning）的信息处理技术，构建一种可对配体-靶标对应关系进行预测的统计模型。它能从巨大的化学基因组等多维空间中进行模式识别，关联不同化合物和靶点间的相互作用关系[57]。机器学习是常用的数据挖掘方法之一，目前比较流行的机器学习方法有 Bayesian 模型和支持向量机（support vector machines，SVMs）模型。Nidhi 等[58]用 World of Molecular Bioactive Dataset（WOMBAT）数据集构建了多类别的 Bayesian 模型（multiple-category models）用于靶点预测。该模型对 MDL Drug Database Report（MDDR）数据库中不同类别的活性化合物进行了靶点预测，其预测准确率达到77%。随后，该模型也被应用于药物副作用和脱靶（off-target）效应的预测。

基于数据挖掘的靶点预测方法具有快速、准确度高等优点，可用于多样性化合物的靶点研究。但这种靶点预测方法需要依托一个已知结构的训练集来建立预测模型，因而无法对训练集之外的目标化合物进行靶点和活性预测。此外，该预测模型要求小分子与靶点间有明确的对应关系，而且靶点的命名必须标准化。由于这些条件的限制，该方法很难用于一般化合物数据库的靶点预测。

(三) 基于反向对接技术的靶点预测 (docking-based methods)

分子对接技术常用于研究多个小分子化合物与某一特定靶标的作用，以便筛选和预测活性更好的化合物。而反向对接方法是在化合物作用靶点未知的情况下，让给定的小分子化合物和多个靶点的三维结构或基于受体的药效团进行相互作用分析，预测小分子化合物对受体的作用强度以及与结合口袋 (binding pocket) 的匹配程度，最终根据打分函数 (score) 等信息预测其可能的作用靶点。TarFisDock[59] (www.dddc.ac.cn/tarfisdock/) 和 INVDOCK[60] 等数据库就是利用反向对接方法进行小分子化合物的靶点预测。Li[59] 等用 TarFisDock 工具预测了天然药物紫金标中有效成分的潜在靶点，并利用生物实验和 X-晶体衍射法进行了靶点验证。Chen 等[60] 利用 INVDOCK 程序进行反向对接，并采用基于蛋白-配体相互作用结合能的打分函数进行靶点预测评价，结果表明一半以上预测的靶点已被生物实验验证。

此外，基于受体药效团的反向筛选技术也用于化合物的靶点预测。该技术是利用配体分子结构，按照药效团匹配的方法对相应的靶点数据库进行筛选，从而预测可能的作用靶标。H. Jang 课题组[61] 构建了 Pharmmapper 药效团检索平台用于靶点虚拟筛选，该数据库收载 7000 多个基于蛋白结构的药效团模型，涵盖 1500 多个药物靶点，已成功用于多个先导化合物和天然产物的靶点筛选和鉴定。

尽管反向对接技术用于靶点预测不乏成功之例，但是此类方法仍受到诸多条件限制。首先，高质量的蛋白三维结构是反向对接技术的前提，目前具有明确三维结构的靶蛋白仅占全部蛋白的一小部分，很大程度上限制了对接技术的推广。其次，Docking 对接方法的准确性，尤其是打分函数 (scoreing function) 的精确度仍需不断优化。此外，对接技术对计算机资源的消耗较大，数据处理和结果分析的工作量巨大。随着大量蛋白晶体结构的阐明和 Docking 评分方法的不断改进，反向对接方法用于靶点预测、药物再利用和副作用分析将具有更好的应用前景。

(四) 基于生物活性谱分析法的靶点预测 (bioactivity spetra analysis)

化合物的生物活性谱是指化合物在一系列生物模型或蛋白分子水平上表现的全部生物活性信息的集合。该活性谱全面反映了小分子化合物对多个靶标的生物学效应，如果两个或多个化合物靶向了相同的信号通路或者蛋白，那么它们将产生相似的活性谱图和生物效应。基于生物活性谱的计算方法已用于小分子化合物的靶点及脱靶效应的预测。B. Lam 课题组[62] 收集了若干小分子化合物及其基因表达水平的 mRNA 芯片数据，开发了一套生物活性谱表达模式的方法，并建立了相应的网络图。应用该方法可获得与未知化合物基因谱图相似的已知化合物，进而预测其可能的作用靶点和信号通路等。该团队根据此方法预测了抗癌药物 Gedunin 可作为热激蛋白 HSP90 的抑制剂，并通过生物实验进行了验证。

由于生物谱图分析方法采用了复杂的生物指纹 (biological fingerprint)，相对于化学结构相似性搜索，生物谱能够更精确地反映化合物与其生物效应的关系，这为靶点分析和药物设计提供了重要参考。但是，目前生物谱图分析方法受限于生物数据的来源，往往仅在基因表达和肿瘤细胞系等特定的研究领域中应用。

上述4种靶点预测方法均有各自的优势和局限，综合运用上述靶点预测方法，取长补短，尤其是结合生物学和化学信息学的化学基因组学，不仅能够预测与小分子化合物作用的潜在靶点，还能对复杂信号通路的作用机制和多聚药理（polypharmacology）进行探索，弥补因单靶点药物设计中忽略的其他潜在靶点或脱靶效应的不足，为多靶点AD药物设计提供新的研究模式。

二、基于计算化学基因组学的数据库平台研究进展

系统生物学和化学信息学的飞速发展，为计算化学基因组数据库平台的构建提供了重要的信息资源。国内外众多科研机构和制药公司都在积极构建功能完善的化学基因组数据库。表1-1列出了一些主要的化学基因组数据库。如欧洲生物信息协会构建的ChEMBL数据库[57]，它是一个公开的综合化学基因组数据库，不仅收录了超过100万个小分子化合物的结构信息，还涵盖了化合物相关的8600多个靶蛋白及相应的活性数据。通过对ChEMBL数据库的检索，使用者可以方便地找到化合物与靶点的活性数据（如K_d、K_i、IC_{50}和EC_{50}等）和ADMET等成药性信息，并提供参考文献来源和其他数据库链接。另外，DrugBank[63]数据库提供现有上市药物的综合数据，包括药物的化学结构、药理药效和作用靶标等信息。目前，该数据库已收录6825种上市药物和临床阶段药物的结构信息及4323个药物靶点和药理学数据。DrugBank数据库已被广泛应用于药物靶标虚拟筛选、药物设计和生物活性预测等方面。

表1-1 一些包含化合物-靶点信息的公开数据库平台

数据库	库容量和信息	网址
ChEMBL[57]	超过100万个小分子化合物信息和270万条相关的活性和靶点数据	https://www.ebi.ac.uk/chembl/
Drugbank[63]	收录6800多条上市药物和相应靶点信息，包括FDA批准的药物，实验阶段的药物和有关的药理学数据	http://www.drugbank.ca/
ChemBank[64]	120多万个的小分子化合物；2500多种高通量活性测试方法	http://chembank.broad.harvard.edu/
Comparative Toxicogenomics Database（CTD）[65]	收录6000多种化合物及140万条化学-基因-疾病的数据信息	http://ctd.mdibl.org

续上表

数据库	库容量和信息	网址
SuperTarget[66]	包括 1500 种药物、2500 个药物靶点,以及 7300 个药物–靶点的相互作用	http://bioinf-tomcat.charite.ed
Theraprutic Target Database[67]	收录了 1906 个靶点,其中包括:358 个成功的靶点、251 个临床研究阶段的靶点、43 个失败的靶点以及 1254 个在研靶点	http://xin.cz3.nus.edu.sg
PubChem BioActivity[68]	收录了 1511 种批准的药物、1118 种临床阶段的药物、2331 种临床前研究的候选药物;此外,还含有超过 25 万个小分子化合物及 2500 多种活性测试方法	http://pubchem.ncbi.nlm.nih.gov/
BindingDB[69]	含有 27 万个小分子化合物、5526 个靶点,以及超过 62 万靶点结合数据信息（K_i/K_d）	http://www.bindingdb.org
Toxin and Toxin-Target Database（T3DB）[70]	收录 1300 多个有毒物质,以及 3 万多条有毒物质和靶点的相互作用信息	http://www.t3db.org
PDBbind – CN[71]	含有约 3600 个蛋白–配体复合物的结合数据、720 个蛋白–蛋白复合物的结合数据,以及 8700 多条小分子配体信息	http://www.pdbbind.org.cn
DrugPort（EBI）[72]	含有 1492 个批准的药物,以及 1664 个唯一的蛋白靶点	http://www.ebi.ac.uk
Potential Drug Target Database（PDTD）[73]	含有 1207 个具有三维蛋白结构的已知或潜在药物靶点信息	http://www.dddc.ac.cn/pdtd

  基于这些分子结构信息和生物活性数据所建立的计算化学基因组数据库不仅可以用来预测小分子化合物的作用靶标,还可以预测它的脱靶（off-target）效应和药物副作用,从而更加全面地评价小分子化合物的成药性。表 1 – 2 列出了主要用于小分子靶点预测的网络数据库和在线工具。

  本团队与美国匹兹堡大学合作,参与建立了云计算化学基因组数据库 Target Hunter[57],该数据库利用新颖的数据挖掘算法（TAMOSIC）和分子相似性比较,可预测给定小分子化合物的靶点。目前，该数据库的库容量含有117万个小分子化合物和相应的靶点数据信息。它内嵌了 Bioassay Geo Map 功能，能够很容易帮助研究人员找到有关的靶点测试研究机构，从而对进一步的靶点验证和研究合作提供技术支持。

表1-2 用于小分子化合物靶点筛选和预测的网络数据库

数据库	靶点预测方法	网址
Similarity Ensemble Approach（SEA）[56]	基于分子相似性	http://sea.bkslab.org/
PASS INet[74]	基于分子相似性	http://www.pharmaexpert.ru
GUSAR Antitarget/Toxicity Prediction[75]	基于分子相似性	http://www.pharmaexpert.ru/GUSAR/antitargets.html
PharmMapper[61]	基于药效团	http://59.78.96.61/pharmmapper/
ReverseScreen3D[76]	基于分子对接	http://www.modelling.leeds.ac.uk/ResverseScrren3D
TarFisDock[59]	基于分子对接	http://www.dddc.ac.cn/tarfisdock
Target Hunter[57]	基于分子相似性和数据挖掘算法	http://www.cbligand.org/TargetHunter

三、与老年痴呆 AD 相关的数据库和网络平台研究进展

近年来随着对 AD 分子机制的深入研究，大量与 AD 有关的蛋白靶点、易感基因和信号通路被相继报道，为老年痴呆 AD 数据库的建立提供了重要的数据资源。这些 AD 专有数据库的建立（表1-3），为研究 AD 病理机制、作用靶点及新颖的 AD 治疗药物提供了重要的信息平台。

表1-3 AD 研究相关的主要数据库和信息平台

数据库	库容量及研究方向	网址
AlzGene Database[77]	收录1395项 AD 基因相关研究、2973个多聚体和695个 AD 相关基因，320个 AD 全基因组相关性系统 Meta 分析研究	http://www.alzgene.org/

续上表

数据库	库容量及研究方向	网址
AlzPathway Datbase[78]	含有34条AD相关信号通路,涉及1347个蛋白、复合物、基因、离子等,1070个神经生化反应及其相互作用	http://alzpathway.org/
AlzModels Database[79]	数据库提供了94个与AD相关的动物实验模型,包括老年斑、神经纤维缠结、神经元缺失和记忆损伤等几大表型	http://www.alzforum.org/research-models
AlzTherapeutics Database[80]	收录了139个AD治疗药物,包括FDA批准的药物,以及处于不同临床研究阶段的药物	http://www.alzforum.org/therapeutics
AlzPlatform	收录了与AD有关的928个基因、320个蛋白靶点、194个已批准或临床试验的AD治疗药物。此外,还包括405188个抗AD活性小分子化合物、1023137条相关生物活性研究数据和38284种活性测试方法	www.CBLigand.org/AD

AlzGene[77]数据库聚焦在AD全基因组的关联性研究。它以微阵列技术为基础,通过对大规模群体DNA样本进行全基因组高密度遗传标记分型,寻找与AD疾病相关的遗传因素和影响。该数据库囊括了几乎全部的AD易感基因和蛋白等信息,为AD遗传和分子机制研究提供重要信息。

在信号通路方面,AlzPathway[78]数据库集成了全面综合的AD信号通路信息,包括34条与AD有关的信号通路,涉及1347个靶蛋白、基因、复合物及离子通道等信息。此外,还包括1070个生化反应及其相互作用。AlzPathway数据库对阐明复杂AD病理机制和挖掘潜在治疗靶点提供了重要的信息资源(图1-3)。

在AD动物实验模型方面,AlzModels[79]数据库提供了94个与AD病理机制有关的动物实验模型,包括老年斑、神经纤维缠结、神经元缺失和记忆损伤有关的单转基因或多转基因等七大类动物模型。该动物模型数据库的建立,为研究AD病理生理机制和新药发现提供有价值的工具。

在AD药物研究方面,AlzTherapeutics[80]数据库收录了139个AD治疗药物,包括FDA批准的药物和不同临床研究阶段的药物。该数据库可以方便检索和查询AD药物研发的靶点类型、研究进度(Ⅰ期、Ⅱ期、Ⅲ期、Ⅳ期和终止研究)、研发公

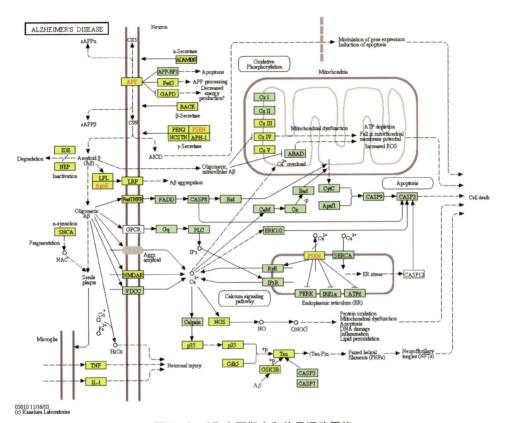

图 1-3 AD 主要靶点和信号通路网络

司信息和药理研究数据。这些数据信息为 AD 治疗药物的设计和发现提供了重要参考。

上述数据库的建立无疑对 AD 分子病理机制的研究和新药开发起到了积极的促进作用。然而，AD 发病机制非常复杂，涉及众多基因、靶蛋白和它们的相互作用，目前尚未有专门针对 AD 靶点预测和药物设计的计算化学基因组数据库的报道。

本团队参与构建了云计算化学基因组老年痴呆靶点筛选平台。该平台运用功能强大的专有算法和已发表的 HTDocking（http://www.cbligand.org/AD/HTDocking）、Target Hunter（http://www.cbligand.org/Targethunter）、血脑屏障预测器（BBB Predictor, http://www.cbligand.org/BBB/）和分子网络等筛选工具对小分子化合物进行 AD 靶点预测、多靶点药物分析。云计算化学基因组老年痴呆靶点筛选平台的建立为 AD 靶点预测、信号通路分子机制研究、多聚药理分析和新颖抗 AD 小分子药物设计提供综合的、"一站式"的研究技术平台（详见本书第二章）。

第四节　中药柏子仁的研究进展

柏子仁（semen platycladi）为柏科植物侧柏 *Platycladus orientalis*（L.）Franco 的种仁，又名侧柏仁、柏仁、柏实、柏子等。柏子仁为药食同源的中药，其性平无毒，味甘有油，入心、肝、大肠经，具有养心安神和润肠通便的作用[81]。

《神农本草经》最早记载了柏子仁的功效，其"主惊悸、安五脏、益气、除湿痹。久服令人润泽、美色、耳目聪明、不饥不老、轻身延年……"，将其列为上品。在《本草纲目》中也有其"益寿……，养心气，润肾燥，定魄安魂，宁神益智"的记载。明代《药品化义》书中描述"柏子仁具有香气透心、体润滋血的作用。与生地、枣仁、茯神、麦冬同为浊中清品，主要治疗心神虚怯、惊悸怔忡、面色憔悴、皮肤燥痒，常食具有很好的养心安神效果。《中药大辞典》中记载，柏子仁具有养心安神、润肠通便等作用，主治惊悸、盗汗、失眠、便秘等。在临床使用中，常以柏子仁的复方制剂治疗失眠等症。在《本事方》中记载，以柏子仁配人参、五味子、牡蛎等，治疗虚烦不眠、惊悸、盗汗。《体仁汇编》中的柏子养心丸，以柏子仁配麦门冬、熟地黄、石菖蒲等，治疗心悸不宁、心烦少睡、梦遗健忘。

近年来，国内外学者对柏子仁的化学成分和药理作用展开了一些研究，研究进展如下：

一、柏子仁的化学成分

柏子仁中富含不饱和脂肪酸[82]、柏木醇及二萜类[83]化学成分。其中，不饱和脂肪酸主要以亚油酸、亚麻酸、花生四烯酸和棕榈酸等成分为主。本团队前期利用 GC-MS 对柏子仁的脂肪油类成分进行了定性和定量研究，发现柏子仁中不饱和脂肪酸占脂肪酸总量的 89.49%，其中 α-亚麻酸为 47.52%，亚油酸为 24.91%，花生四烯酸为 11.04%；柏子仁不饱和脂肪酸主要成分和含量如表 1-4 所示。

此外，柏子仁中还富含二萜类成分，如红松内酯（pinusolide）、樱柏酸（communic acid）、山达海松酸（pimaric acid）、异海松酸（isopimaric acid）、兰伯松脂酸（lambertianic acid）等。王亚周[83]等人对柏子仁种皮的二萜类成分进行了系统研究，共分离鉴定了 28 个半日花烷型二萜类化合物，其主要二萜类成分如表 1-5 所示。另外，柏子仁中也含有少量的挥发油、皂苷、木质素和黄酮类成分。

表1-4 柏子仁油脂肪酸组成及其相对含量

编号	化合物	分子式	分子量	相对百分含量
1	棕榈酸	$C_{17}H_{34}O_2$	256	4.76
2	亚油酸	$C_{19}H_{34}O_2$	280	24.91
3	α-亚麻酸	$C_{19}H_{32}O_2$	278.	47.52
4	硬脂酸		284	4.46
5	5,17-十八二烯醇醋酸酯	$C_{20}H_{36}O_2$	308	3.89
6	花生四烯酸	$C_{20}H_{32}O_2$	304	11.04
7	二十碳三烯酸	$C_{20}H_{34}O_2$	306	0.84
8	二十碳烯酸	$C_{20}H_{38}O_2$	310	1.38
9	其他			1.29

表1-5 柏子仁中主要的二萜类化合物

编号	化合物	分子量
1	15-羟基松柏酸	348
2	15-甲氧基松脂酸	370
3	十氢-1,4a-二甲基-6-亚甲基-5-(3-氧代丁基)-1萘酸	278
4	二羟基-半日花-8(17),14-二烯-19-酸	336
5	松脂酸	332
6	7β,13S-二羟基-半日花-8(17),14-二烯-19-酸	336
7	十氢-1,4a-二甲基-6-亚甲基-5-[(1E)3-氧代丁基]-1萘酸	294
8	异红松内酯	346
9	柏子仁内酯酸	362
10	14,15-双去甲-半日花-8(17)-烯-16,19-二酸	308
11	1-氧-3β-羟基桃柘酮	330
12	6,7-脱氢山达海松酸	300
13	山达海松酸	288
14	12,13,14-三羟基-12,15-环氧-半日花-8(17)-烯-19酸	352
15	红松内酯	346
16	柏子仁内酯酸甲酯	376
17	异海松酸	302
18	7α-羟基山达海松酸	318
19	15,16-二羟基-半日花-8(17),13(E)-二烯-19-酸	352

续上表

编号	化合物	分子量
20	13-反柏酸	336
21	异柏酸	336
22	隐海松二烯-3β,18-二醇	292
23	14(R),15-二羟基-半日花-8(17),12E-二烯-19-酸	336
24	14,15-双去甲-半日花-8(17),12E-二烯-19-羧酸甲酯	308
25	南洋杉酸	322

二、柏子仁的药理作用

目前,有关柏子仁的药理作用研究主要集中在镇静、促进睡眠,改善记忆和神经保护等方面。

(一)镇静、促进睡眠

柏子仁的醇提物腹腔给药 20 mg/kg 后,能明显增加巴比妥阈下剂量小鼠的入睡频率和睡眠时间。当给药剂量增大至 250 mg/kg 和 500 mg/kg 时,镇静作用显著,但不影响小鼠脑内乙酰胆碱转移酶的活性[84]。此外,柏子仁的醇提物可显著延长猫的慢波睡眠时间,同时对深度睡眠也有明显的延长作用[85]。

据报道,柏子仁的油性成分和皂苷类成分均具有明显改善小鼠睡眠的作用。柏子仁油在低、中、高 3 个剂量组均能增加小鼠的睡眠只数,其中低剂量组(66 mg/kg)促睡眠作用显著。柏子仁皂苷高剂量组(600 mg/kg)能明显延长小鼠睡眠时间,但中、低剂量组作用相对较弱[86]。另外,柏子仁油与酸枣仁油混合后可增强其镇静催眠作用[87],柏子仁制霜后改善睡眠的作用也有所增强[88]。

(二)改善记忆

柏子仁提取物对记忆功能障碍具有显著的改善作用。日本学者 N. Nishiyama 等[89-90]先后报道了柏子仁提取物对扁桃体损伤致小鼠记忆获得障碍及前脑基底核被破坏的小鼠在被动回避学习上均有明显改善作用。用电极热损伤破坏小鼠双侧的前脑基底核,每日灌胃给药 250 mg/kg 和 500 mg/kg 的柏子仁醇提物,连续给药 15 d。在跳台法和避暗法试验中,都证明柏子仁提取物在损伤造成的小鼠记忆再现障碍和记忆减退方面有明显的改善作用,对损伤所引起的记忆获得障碍也有改善趋势;然而,柏子仁对损伤造成的运动低下无拮抗作用。此外,柏子仁提取物对东莨菪碱所致的小鼠学习记忆获得、巩固障碍、乙醇导致的学习再现障碍等方面均有改善作用[91]。

(三) 神经保护

柏子仁石油醚提取物油性成分对鸡胚背根神经节生长具有一定的促进作用[92]。由于其油性成分中富含不饱和脂肪酸,能够促进神经生长因子 NGF 的合成,从而增强神经细胞突触功能和神经递质的传递。此外,含柏子仁的复方制剂能抵抗 H_2O_2 所致大鼠肾上腺髓质嗜铬细胞瘤 PC12 细胞的损伤,具有显著的神经保护作用[93]。

近期,韩国学者发现柏子仁中的萜类化合物 15-甲氧基松脂酸 (15-MPA) 能减轻谷氨酸对大鼠大脑皮层原代培养细胞的兴奋性毒性[94]。此外,15-MPA 和红松内酯 (pinusolide) 均能阻止十字孢碱诱导的大鼠皮层神经细胞凋亡,其神经保护作用机制与抗氧化和稳定细胞内 Ca^{2+} 平衡有密切关系[95]。

本团队前期采用 Aβ 诱导的 AD 线虫模型,发现柏子仁正丁醇提取物 BSPO 具有显著的抗老年痴呆活性[96],在 0.5 mg/mL 和 0.1 mg/mL 的浓度下均能显著延迟 Aβ 致 CL4176 线虫瘫痪,与空白组相比具有极显著差异 ($P<0.01$),线虫生存时间分别提高 10.7% 和 3.8%。此外,BSPO 显著延长氧化应激和热应激条件下线虫的寿命,且给药组线虫体形粗壮、行动灵活,行为学观察结果明显优于阳性对照药石杉碱甲[96]。

进一步机制研究表明,柏子仁提取物能显著降低线虫体内活性氧 (ROS) 的水平,增加热激蛋白 (Hsp16.2) 的表达,减少线虫体内脂褐质的积累[96] (图 1-4)。在 D-半乳糖致小鼠衰老实验中,柏子仁提取物能显著降低小鼠水迷宫实验的平均潜伏期,减轻 D-半乳糖所致小鼠的记忆损伤,改善小鼠的学习记忆功能。

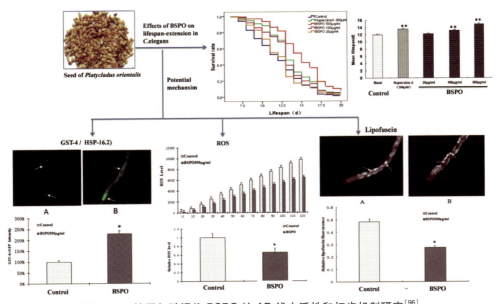

图 1-4 柏子仁醇提物 BSPO 抗 AD 线虫活性和初步机制研究[96]

第五节　本书主要研究内容

　　AD 发病机制非常复杂，涉及众多基因、靶蛋白和它们的相互作用，尽管现有的数据库对 AD 分子病理机制的研究起到了积极的作用，但目前尚缺乏专门的计算化学基因组 AD 靶点平台用于小分子化合物和中药的靶点预测研究。

　　本团队前期利用 Aβ 诱导的 AD 线虫筛选模型，首次发现中药柏子仁提取物具有显著的抗衰老和抗 AD 活性。但柏子仁有效部位抗 AD 药效的物质基础和作用靶点尚未明确。

　　因此，我们将计算化学基因组学引入中药及天然药物研究领域，旨在通过构建云计算化学基因组 AD 靶点筛选平台和新颖的靶标筛选工具，开展中药柏子仁抗痴呆的活性物质基础及作用靶点研究，为中药靶点和机制研究提供新的思路和理论依据。

第二章 云计算化学基因组学老年痴呆靶点筛选平台的构建

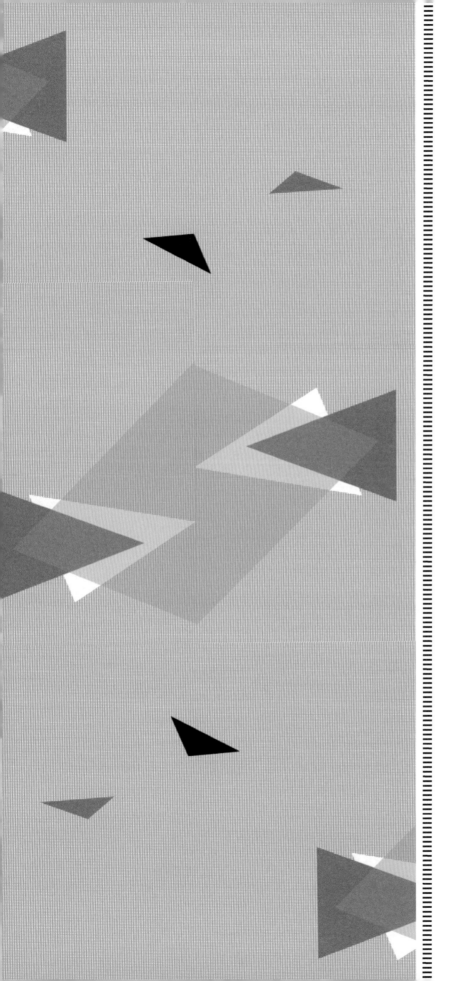

第一节 概 述

中药化学成分复杂、作用靶点机制不清，如何阐明中药多组分、多靶点的作用机制，一直是研究的难点。随着计算化学基因组学的迅猛发展，计算机靶点虚拟技术具有高效、快速、成本低等优势，逐渐成为靶点筛选和药物设计的首选，尤其在中药的靶点预测、结构优化和揭示其多靶点相互作用机制方面具有独特优势。

随着老年痴呆分子机制研究的不断深入，一些关键蛋白结构和功能被相继确定，为计算机虚拟筛选提供了重要靶标。目前，专门用于 AD 分子机制研究的数据库有 AlzGene[77] 和 AlzPathway[78] 数据库，两者虽提供了与 AD 有关基因和信号通路等信息，但这些数据库主要侧重于 AD 病理机制的研究。至今，国内外尚未有专门针对 AD 活性化合物靶点筛选和药物设计的综合计算化学基因组平台的报道。

为了阐明柏子仁有效部位及单体化合物的作用靶点，我们首次构建了云计算化学基因组 AD 靶点筛选平台，利用新颖的靶点虚拟筛选工具，快速预测小分子化合物的作用靶标，并在细胞水平上进行验证，从而揭示柏子仁抗 AD 活性物质的作用靶点，得到有效、作用靶点明确的抗老年痴呆先导化合物。

第二节 云计算化学基因组学 AD 靶点库的建立

一、云计算化学基因组学 AD 专有靶点库简介

本团队与美国匹兹堡大学合作，参与构建了云计算化学基因组老年痴呆（AD）靶点筛选研究平台（http://www.cbligand.org/AD/）（图 2-1）。该平台运用功能强大的专有算法和已发表的 HT-docking（http://www.cbligand.org/AD/HTDocking）、Target Hunter[57]（http://www.cbligand.org/Targethunter）、血脑屏障预测器（BBB Predictor. http://www.cbligand.org/BBB/）和分子网络等筛选工具对小分子化合物进行 AD 靶点预测和多靶点相互作用分析。

目前，该数据库平台收录了与 AD 有关的 928 个基因、320 个蛋白靶点、194 个

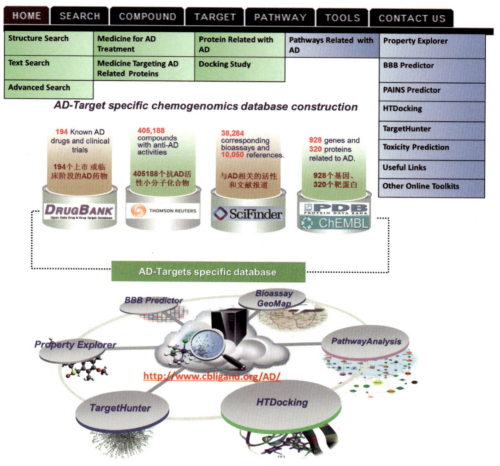

图2-1 计算化学基因组学老年痴呆（AD）靶点筛选研究平台

已批准或临床试验的 AD 治疗药物。此外，还包括 405188 个抗 AD 活性小分子化合物、1023137 条相关生物活性研究数据及 38284 个活性测试方法。

云计算 AD 数据库的检索方法简单易用，它支持文本和结构查询两种检索功能。文本查询允许用户输入关键词（CAS 号、化学式、化合物名、靶点信息和信号通路）进行检索，并自动识别判断关键词的文本类型，简化了用户使用步骤。检索结果提供详尽的化合物结构、生物活性、靶点及信号通路等综合信息，并提供相应参考文献链接。化学结构检索依托 JME Molecular Editor 程序[97]提供在线结构输入功能，支持全结构、子结构及相似结构等多种查询方式，大大提高检索效率，用户可以方便导出检索结果，以便进行数据的深度分析。

云计算 AD 数据库平台集成了功能强大的靶点筛选和预测工具：Target Hunter Program 和 HTDocking Sever。基于配体的 Target Hunter[57]（http://www.cbligand.org/Targethunter）工具采用二维分子相似性搜索和新颖的数据比较算法 Most Similar Counterparts（TAMOSIC）Algorithm，预测给定小分子化合物的作用靶点。目前，

Target Hunter 数据库的库容量含有 117 万个小分子化合物和相应的靶点数据信息。此外，它内嵌了 Bioassay Geo Map 功能，能够帮助研究人员迅速找到相关靶点的研究机构，对进一步靶点验证和研究合作提供技术支持。基于蛋白结构的 HTDocking（http://www.cbligand.org/AD/docking_search.php）是采用高通量对接算法，对目标化合物的低能量构象进行靶点对接筛选，基于能量打分方式对配体结合状态进行评估，并按对接分数从高到低对靶点进行排序，从而预测目标化合物可能的作用靶点。两种 AD 靶标筛选预测工具优势互补，不但能够预测目标化合物的作用靶点，而且为脱靶效应（off-target）、副作用及多靶点相互作用分析多重药理学（polypharmacology）提供了有力的研究工具。

另外，云计算 AD 数据库平台还内嵌了血脑屏障预测器 Blood-Brain Barrier (BBB) Predictor (http://www.cbligand.org/BBB/)、化合物毒性预测（http://cbligand.org/Tox）、化合物属性和 ADME 的成药性预测（http://www.cbligand.org/cbid/Property_Explorer.php），这些集成的计算化学信息学工具为 AD 小分子药物设计和成药性分析提供重要的参考依据。

云计算化学基因组老年痴呆靶点筛选平台的建立为 AD 靶点预测、信号通路分子机制研究、多聚药理分析（polypharmacology analysis）和新颖抗 AD 小分子药物设计提供了综合的、"一站式"的研究技术平台。

二、云计算化学基因组学 AD 靶点库的建立

（一）数据库设计架构

AD 专有靶点数据库是在 CBID（www.CBLIgand.org/CBID）数据库的基础上建立的在线云计算化学基因组 AD 靶点筛选平台。该平台依托 MySQL（http://www.mysql.com）数据库和 apache（http://www.apache.org/）网页服务器来运行，网站页面采用 PHP 语言进行编写。MySQL 是一个关联型数据库管理系统，由瑞典 MySQL AB 公司开发。MySQL 的优点是将数据保存在不同的表中，而不是将所有数据放在一个大盒子内，这样的设计提高了数据访问速度和灵活性。由于 MySQL 是开源免费软件，因此被广泛应用在中小型网络平台的建设中。

此外，AD 数据库中的化学结构采用开源软件 OpenBabel[98]进行信息处理，支持 SDF/Mol、Mol2、SMILES、CML 等多种文件格式的相互转换，可以实现分子指纹生成、索引建立和化合物子结构检索。该软件是目前使用最广泛的化学结构信息处理工具。

(二) 数据收集及库容量

1. AD 靶点信息收集

从 DrugBank 数据库、BindingDB 数据库、AlzGene 数据库、PubChem 数据库、ChEMBL 数据库和 SciFinder 数据库中检索与 AD 靶点相关的数据信息。经过文献查阅和整理，目前该数据库共收录了与 AD 有关的 928 个基因和 320 个蛋白靶点，并对 AD 蛋白靶点进行了系统分类，如与 AD 有关的蛋白酶有 172 个，膜受体有 38 个，离子通道蛋白有 14 个，等等（图 2-2）。其中，与 AD 相关的重要靶点信息如表 2-1 所示。

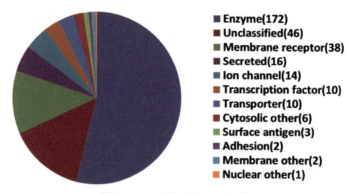

图 2-2 AD 相关靶点的分类

此外，本团队也对 AD 靶点在人体各组织中的分布进行了考察，结果表明：大部分 AD 靶点主要分布在大脑组织等中枢神经系统中（图 2-3）。例如，上述 AD 靶点中有 283 个在纹状体中表达，有 281 个靶点在大脑皮层中表达。这些数据对于 AD 靶点的筛选和深度数据分析起着重要的作用。

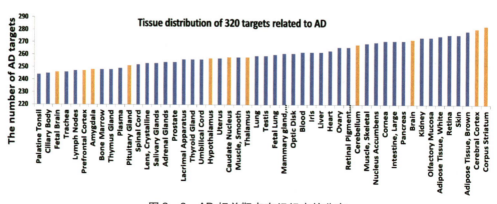

图 2-3 AD 相关靶点在组织中的分布

表 2-1 与 AD 相关的重要靶点

编号	分类	靶蛋白名称	主要参考文献（PMID）	蛋白三维结构信息（PDBID）
1	受体	5-hydroxytryptamine receptor 4，5-HT4 5 羟色胺受体-4	17346704	—
2	酶	acetylcholinesterase，AChE 乙酰胆碱酯酶	12928915，15690550，17503475，18769671	1B41，1F8U，1VZJ，2CLJ，2X8B，…
3	酶	cholinesterase, butyrylcholine esterase, BCHE 丁酰胆碱酯酶	10430518，11125748，11436125，11725818，11738493，…	1P0I，1P0M，1P0P，1P0Q，1XLU，…
4	受体	muscarinic acetylcholine receptor M1，CHRM1 毒蕈碱乙酰胆碱受体 M1	15383745	—
5	受体	muscarinic acetylcholine receptor M2，CHRM2 毒蕈碱乙酰胆碱受体 M2	3373218，3992249	
6	受体	neuronal acetylcholine receptor subunit alpha-4，CHRNA4 神经乙酰胆碱受体亚型-4	7913497	—
7	受体	neuronal acetylcholine receptor subunit alpha-7，CHRNA7 神经乙酰胆碱受体亚型-7	11895105，10942043	
8	受体	neuronal acetylcholine receptor subunit beta-2，CHRNB2 神经乙酰胆碱受体亚型-2	10880717	2K58，2K59，2KSR
9	受体	glutamate [NMDA] receptor subunit epsilon-2，N-methyl D-aspartate receptor subtype 2B，NMDAR2B 谷氨酸受体亚型 2B		—
10	受体	glutamate [NMDA] receptor subunit epsilon-1，N-methyl D-aspartate receptor subtype 2A，NMDAR2A 谷氨酸受体亚型 2A		—

续上表

编号	分类	靶蛋白名称	主要参考文献（PMID）	蛋白三维结构信息（PDBID）
11	受体	glutamate［NMDA］receptor subunit zeta-1，N-methyl-D-aspartate receptor subunit NR1，NMD-R1 谷氨酸受体亚型 R1		2NR1，3BYA
12	受体	glutamate［NMDA］receptor subunit epsilon-4，N-methyl D-aspartate receptor subtype 2D，NMDAR2D 谷氨酸受体亚型 2D	14965239，11554556	—
13	受体	glutamate［NMDA］receptor subunit 3B，N-methyl-D-aspartate receptor subtype 3B，NMDAR3B 谷氨酸受体亚型 3B		—
14	受体	glutamate［NMDA］receptor subunit epsilon-3，N-methyl D-aspartate receptor subtype 2C，NMDAR2C 谷氨酸受体亚型 2C		—
15	受体	glutamate［NMDA］receptor-associated protein 1，NMDA receptor glutamate-binding subunit，NMDARA1 谷氨酸受体相关蛋白 1		—
16	受体	glutamate［NMDA］receptor subunit 3A 谷氨酸受体亚型 3A		—
17	酶	prostaglandin G-H synthase 2，cyclooxygenase-2，COX-2 前列腺合成酶 2	10412020，11194936，12770691，16309832，17301674，…	1CVU，1CX2，1DDX，1PXX，3HS5，…
18	受体	B2 bradykinin receptor，BK-2 receptor B2 缓激肽受体	12937626	—
19	酶	beta-secretase 1，aspartyl protease 2，BACE1 β-分泌酶 1	11234778，11684351，11714100，12452480，12535780，…	1FKN，1M4H，1PY1，1SGZ，1TQF，…

续上表

编号	分类	靶蛋白名称	主要参考文献（PMID）	蛋白三维结构信息（PDBID）
20	酶	gamma-secretase subunit PEN-2, PEN2 γ-分泌酶亚型	17280645	—
21	酶	glycogen synthase kinase-3 beta, GSK-3 beta, GSK3B 糖原合成酶3	11848684, 12452480, 16428884, 8971700	1GNG, 1H8F, 1I09, 1J1B, 1J1C, …
22	受体	glutamate receptor 1, AMPA receptor, GRIA1 谷氨酸受体1	8768713, 8153879	—
23	受体	mitogen-activated protein kinase 14, MAP kinase 14, MAPK 14, MAP kinase p38 alpha 促分裂原活化蛋白激酶14	12540055	1A9U, 1BL6, 1BL7, 1BMK, 1DI9, …
24	酶	myeloperoxidase, MPO 绿过氧化物酶	11087769, 11161635, 12052532, 12782337, 12946561, …	1CXP, 1D2V, 1D5L, 1D7W, 1DNU, …
25	受体	tumor necrosis factor receptor superfamily member 16, Low affinity neurotrophin receptor p75NTR, NGFR 肿瘤坏死因子受体超级家族16	10683291, 11793352, 12460612	3EWV
26	酶	arachidonate 12-lipoxygenase, 12S-type, 2S-LOX, ALOX12 二十碳四烯酸	15111312, 16037976	3D3L
27	酶	caspase-3, apopain, cysteine protease CPP32, CASP3 半胱氨酸蛋白酶3	10079193, 11178964, 12070657, 12633148, 15473998	1CP3, 1GFW, 1I30, 1NME, 1NMQ, …
28	酶	caspase-6, apoptotic protease Mch-2, CASP6 半胱氨酸蛋白酶6	12633148	2WDP, 3K7E, 3NR2, 3OD5
29	酶	caspase-8 半胱氨酸蛋白酶8	10508785	1F9E, 1I4E, 1QDU, 1QTN, 2C2Z, …

续上表

编号	分类	靶蛋白名称	主要参考文献（PMID）	蛋白三维结构信息（PDBID）
30	酶	caspase-9, apoptotic protease Mch-6, apoptotic protease-activating factor 3, CASP9 半胱氨酸蛋白酶9	11178964, 12633148, 15473998	1JXQ, 1NW9, 2AR9, 3D9T, 3YGS
31	酶	cathepsin D, CTSD 组织蛋白酶D	10218883, 10716266, 10869806, 11198280, 11304834, …	1LYA, 1LYB, 1LYW
32	酶	cyclin-dependent kinase 5, cell division protein kinase 5, CDK5 周期蛋白依赖性激酶5	14663200, 16413130, 16803897	1H4L, 1LFR, 1UNG, 1UNH, 1UNL
33	酶	dipeptidyl peptidase 1, cathepsin C, cathepsin J, CTSC 二肽基肽酶	17016423	1K3B, 2DJF, 2DJG
34	酶	endothelin-converting enzyme 1, ECE1 内皮肽转化酶1	17016423	3DWB
35	受体	N-formyl peptide receptor 2, lipoxin A4 receptor, FPR2 甲酰肽受体2	11160457, 12377930	—
36	受体	galanin receptor type 2, GALR2 甘丙肽受体2	17016423	—
37	酶	kynureninase, L-kynurenine hydrolase, KYNU 犬尿氨酸酶	14505498	2HZP, 3E9K
38	酶	receptor-type tyrosine-protein phosphatase C, leukocyte common antigen, CD45, PTPRC 白细胞共同抗原	11323691	1YGR, 1YGU
39	酶	liver carboxylesterase 1, brain carboxylesterase hBr1, CES1 脑羧酸酯酶1	12871160	1MX1, 1MX5, 1MX9, 1YA4, 1YA8, …
40	受体	metabotropic glutamate receptor 2, GRM2 代谢型谷氨酸受体2	12358765, 14872255	

续上表

编号	分类	靶蛋白名称	主要参考文献（PMID）	蛋白三维结构信息（PDBID）
41	酶	peptidyl-prolyl cis-trans isomerase NIMA-interacting 1, PIN1 肽酰脯氨酰顺反异构酶	12540053	1F8A, 1I6C, 1I8G, 1I8H, 1NMV, …
42	酶	presenilin-1, PS-1, PSEN1 早老素-1	10500259, 10549825, 10768621, 10815136, 11110974, …	—
43	酶	presenilin-2, PS-2, PSEN2 早老素-2	10595683, 11436125, 11568920, 12210343, 12232783, …	—
44	酶	pyruvate kinase, PYK 丙酮酸激酶	17016423	1PKL, 3E0V, 3E0W, 3HQN, 3HQO, …
45	酶	serine-threonine-protein phosphatase 2A 56 kDa regulatory subunit alpha isoform, PPP2R5A 丝氨酸磷酸酯酶2A	12456074	—
46	受体	beta-2 adrenergic receptor, ADRB2 β-2肾上腺素受体	20395454	2R4R, 2R4S, 2RH1, 3D4S, 3KJ6, …
47	酶	3-hydroxy-3-methylglutaryl-coenzyme A reductase, HMG-CoA reductase, HMGCR 3-羟基-3甲基戊二酸单酰辅酶A还原酶	20946880, 20837848	1DQ8, 1DQ9, 1DQA, 1HW8, 1HW9, …
48	酶	amine oxidase [flavin-containing] B, monoamine oxidase type B, MAO-B 单胺氧化酶B	12052537, 12098640, 17270484, 1754059, 1859299	1GOS, 1OJ9, 1OJA, 1OJC, 1OJD, …
49	酶	cGMP-dependent 3′, 5′-cyclic phosphodiesterase, PDE2A 环磷酸鸟苷依赖的3, 5环化磷酸二酯酶2A		1Z1L, 3IBJ, 3ITM, 3ITU

续上表

编号	分类	靶蛋白名称	主要参考文献（PMID）	蛋白三维结构信息（PDBID）
50	酶	cAMP-specific 3′,5′-cyclic phosphodiesterase 4A, PDE4A 环磷酸鸟苷依赖的3,5环化磷酸二酯酶4A		2QYK, 3I8V
51	酶	cAMP-specific 3′,5′-cyclic phosphodiesterase 4B, PDE4B 环磷酸鸟苷依赖的3,5环化磷酸二酯酶4B		1F0J, 1RO6, 1RO9, 1ROR, 1TB5, …
52	酶	cAMP-specific 3′,5′-cyclic phosphodiesterase 4D, PDE4D 环磷酸鸟苷依赖的3,5环化磷酸二酯酶4D		1E9K, 1MKD, 1OYN, 1PTW, 1Q9M, …
53	酶	cGMP-specific 3′,5′-cyclic phosphodiesterase, PDE5A 环磷酸鸟苷依赖的3,5环化磷酸二酯酶5A		1RKP, 1T9R, 1T9S, 1TBF, 1UDT, …
54	酶	high affinity cAMP-specific 3′,5′-cyclic phosphodiesterase 7A, PDE7A 环磷酸鸟苷依赖的3,5环化磷酸二酯酶7A		1ZKL, 3G3N
55	酶	high affinity cAMP-specific and IBMX-insensitive 3′,5′-cyclic phosphodiesterase 8B, PDE8B 环磷酸鸟苷依赖的3,5环化磷酸二酯酶8B		—
56	酶	high affinity cGMP-specific 3′,5′-cyclic phosphodiesterase 9A, PDE9A 环磷酸鸟苷依赖的3,5环化磷酸二酯酶9A		—
57	酶	sphingomyelin phosphodiesterase 2, SMPD2 鞘磷脂磷酸二酯酶2	20861373	—
58	酶	nitric oxide synthase, neuronal NOS, NOS type Ⅰ, NOS1 一氧化氮合成酶1	12210288, 12384247, 12782337	—
59	酶	nitric oxide synthase, inducible, NOS type Ⅱ, NOS2 一氧化氮合成酶2	10674474, 11297817, 11532247, 12384247	1NSI, 2NSI, 3E7G, 3EJ8, 3HR4, …
60	酶	peroxisome proliferator-activated receptor gamma, PPARγ 过氧化物酶体增殖物活化受体	12540055	1A9U, 1BL6, 1BL7, 1BMK, 1DI9, …

2. AD 治疗药物及活性小分子化合物的数据收集

基于上述 AD 靶点，我们从 DrugBank 数据库、ClinicalTrials.gov 数据库、PubChem 数据库、ChEMBL 数据库和 SciFinder 数据库中检索与 AD 有关的治疗药物和抗 AD 活性小分子化合物的信息。

目前，AD 数据库共收录 194 个已批准或处于临床阶段的 AD 治疗药物（图 2-4），使用者可方便地检索到当前 AD 药物的研发状态（临床 I 期、Ⅱ 期、Ⅲ 期、批准和撤销）。例如，针对乙酰胆碱酯酶开发的上市药物有 6 个，进一步检索将显示药物的分子量、CAS 号、药物研究状态以及作用靶点等信息。此外，该数据库还包括 405188 个抗 AD 活性小分子化合物、1023137 条相关生物活性研究数据和 38284 活性测试方法。这些 AD 有关的治疗药物和活性化合物的研究数据为 AD 药物设计和小分子化合物的活性筛选提供了重要依据。

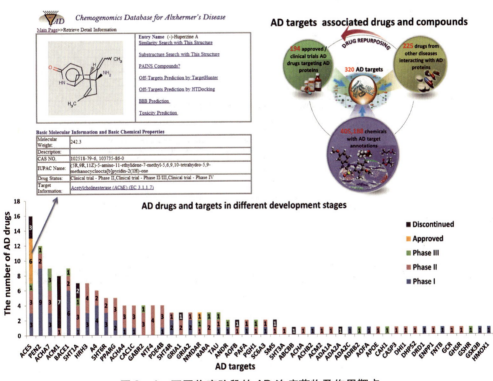

图 2-4　不同临床阶段的 AD 治疗药物及作用靶点

3. 基于 AD 靶点的信号通路数据收集

基于 AD 靶点，我们从 KEGG Pathway 数据库、Ingenuity IPA 数据库和 Millipore Pathway 等数据库中收集与 AD 靶点相关的信号通路。

目前，共收集得到 222 个 AD 靶点有关的信号通路。使用者可方便地检索到 AD 靶点参与的信号通路信息和具体靶点信息（图 2-5）。结果显示，AD 相关靶点也参与其他中枢神经信号通路的相互作用。例如，与成瘾性有关的信号通路：安菲他命成瘾通路（KEGGID：hsa05031）、可卡因成瘾通路（KEGGID：hsa05030）和大麻受体信号通路等。研究表明，基于大麻受体 CB1 设计的小分子化合物可有效阻止神经退行性疾病的发生。AD 分子信号通路信息的收集为研究老年痴呆分子相互作用机制和多靶点药物设计提供了有力的技术支撑。

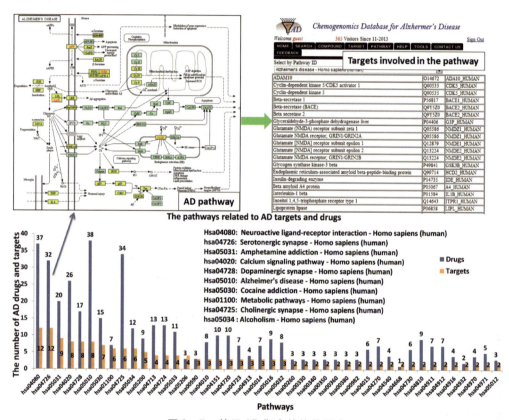

图 2-5 基于 AD 靶点的信号通路

（三）靶点预测工具

1. Target Hunter (www. cbligand. org/Target hunter)

Target Hunter[57]是基于化学基因组数据库的在线靶标筛选工具，它利用 2D 分子相似性搜索和新颖的数据比较算法 Most Similar Counterparts（TAMOSIC）Algorithm，来预测目标小分子化合物的作用靶点。目前，该数据库的库容量含有 117 万个小分子化合物和相应的靶点数据信息。

Target Hunter 具有以下独特的优势（图 2-6）：①操作简单易用。用户仅需在检索窗口中画出目标分子结构或提交分子结构文件（如：SMILES、sdf 格式文件），提交后，靶点预测自动在后台运行。②提供多种算法和数据库，选择灵活方便。用户可以根据需要选择不同的分子指纹算法（如 ECFP6、ECFP4 和 FP2），也可以选择从不同的化学基因组数据库获取靶点的活性数据（如 ChEMBL、PubChem）。③靶点预测快速、准确。通常预测一个化合物的靶点仅需 3～5 min，经数据验证，预测靶点准确率高达 91.1%。④内嵌 Bioassay Geo Map 功能。使用者可以对预测所得靶点，利用 Geo Map 功能快速寻找靶点的测试方法，锁定目标区域的靶点测试机构，为进一步的靶点活性验证和研究合作提供技术支持。⑤云数据存储，方便分析。检索结果能被保存在云计算服务器，可随时调取，方便进行数据深度分析。

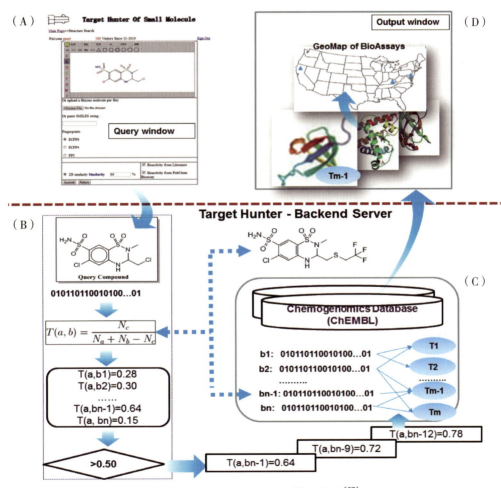

图 2-6　Tager Hunter 预测靶点流程[57]

Target Hunter 靶标筛选工具的建立方法：

（1）Target Hunter 数据集。Target Hunter 数据库中收录的化合物和靶点数据主要来源于规模较大的化学基因组数据库 ChEMBL。该数据库（Version 11）含有 1060258 个结构明确的小分子化合物、8603 个靶点、5479146 个生物活性数据。

为了确保 Target Hunter 数据库提取化合物和靶点数据的准确性，我们设定两个数据选择标准：①化合物的生物活性值（$IC_{50}/EC_{50}/K_i/K_d$）小于 10 μmol/L，并且数据可信度高（ChEMBL level 9）的化合物才被选择；②只有超过 30 个化合物以上的作用靶点才被选择收录 Target Hunter 数据库中。根据此标准，共检索到 117535 个唯一的小分子化合物以及 794 个相关蛋白靶点。作为在线靶点预测工具，Target Hunter server 依托 LAMPP（Linux、Apache、MySQL、PHP、Python）平台运行。

（2）分子描述符（molecular descriptions）和 TAMOSIC 算法。Target Hunter 是基于分子相似性搜索进行目标化合物的作用靶点预测，其作用原理是化学结构相似的小分子化合物具有相同或相似的作用靶标，因此通过比较目标化合物与 Target Hunter 数据库中已知靶点小分子结构的相似性，预测其作用靶点。

Target Hunter 采用计算效率较高的二维分子描述符 ECFP6（extended connectivity fingerprints）进行化合物分子指纹的生成。此外，Target Hunter 还提供其他分子描述符，如 ECFP4（ChemAxon）和 FP2（Openbabel）方便用户选择（图 2 – 6A）。Target Hunter 应用 Tanimoto 系数计算两个化合物间的相似度，其计算公式为式（2 – 1）：

$$T(x_i, y_i) = \frac{\sum x_i y_i}{\sqrt{\sum x_i^2} + \sqrt{\sum y_i^2} - \sum x_i y_i} \quad (2-1)$$

其中，x_i、y_i 分别代表化合物 x 和 y 中特征结构的数目，$x_i y_i$ 代表两个化合物共有特征结构的数目。

我们采用独特的 TAMOSIC 算法自动进行化合物靶点预测，通过比较目标化合物与已知靶点化合物的相似度，并按 Tanimoto 计算给出的分值进行排序，得到化合物 – 靶点对应关系（图 2 – 6C）。为了保证预测靶点的准确性，避免假阳性，Target Hunter 仅给出打分前 3 名的靶点（Top 3 Targets），作为预测目标化合物的靶点。与其他靶点预测算法 MCM 相比，TAMOSIC 算法显示了更高靶点预测的准确性（图 2 – 7）。

（3）Bioassay Geo Map 功能。Target Hunter 数据库内嵌了一个关键检索功能 Bioassay Geo Map[57]，如图 2 – 6（D）所示，它能帮助研究者快速找到靶点的测试方法，为进一步靶点验证和潜在研究合作提供技术支持。Bioassay Geo Map 数据库根据文献中报道的研究单位地址信息，利用 Google Map 技术快速锁定设定目标区域的靶点测试机构。通过点击预测结果中的 "*Find Assay Nearby*" 链接，即可显示靶点测试方法对应的参考文献及其测试单位详细地址，通过 Bioassay Geo Map 功能可以非常方便地显示目标地址附近的靶点测试单位，为进一步靶点验证和潜在研究合作提供信息支持。

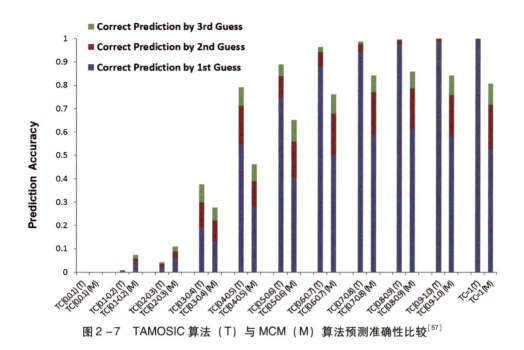

图2-7 TAMOSIC算法（T）与MCM（M）算法预测准确性比较[57]

2. HTDocking（www.cbligand.org/AD/docking_search）

云计算AD靶点筛选平台除含有上述基于分子相似性搜索的Target Hunter外，还建立了基于蛋白结构的高通量对接靶点预测工具HTDocking。它是基于反向对接技术，在不知道化合物作用靶点的情况下，让给定的目标小分子化合物和多个AD蛋白靶点的三维结构进行对接Docking分析，预测小分子对受体的作用强度以及与结合口袋的匹配程度，最终根据打分函数（score）等信息预测可能的作用靶点。

（1）HTDocking数据库的建立。我们从Protein Data Bank（PDB）数据库中下载与人源相关的AD靶点晶体结构，由于一个靶蛋白可能存在多个蛋白-配体复合物（即多个PDB ID）和不同分辨率的晶体结构，为了减少对接误差，我们全部下载了这些蛋白的三维结构用于HTDocking靶点筛选。目前，HTDocking Server中含有86个唯一的AD蛋白靶点和1162个相应的蛋白晶体结构。

（2）分子对接及打分函数。HTDocking数据库采用Tripos公司开发的SYBYL-8.0作为对接工具。SYBYL-8.0[99]是优良的分子对接与虚拟筛选工具，含有精确的分子对接模块Surflex-Dock，提供4种对接模式：标准模式、筛选模式、高精度模式和超高精度模式，在对接过程中会考虑环状结构和蛋白残基的柔性，此外也支持多核并行计算，在对接的准确度、对接速度、真阳性率和富集率以及使用的便利性方面都优于传统的AutoDock对接软件。

我们使用SYBYL自带的SPL语言编写的脚本程序自动批量除去蛋白晶体中的水分子和配体小分子，并加上氢原子。利用蛋白晶体中已知配体小分子的结合位点

（key residues）定义活性结合口袋（binding pocket），并将对接小分子化合物的结构转化为 SMILES 或 SDF 格式，方便进一步对接。

HTDocking 采用 SYBYL 的一致性打分函数 CScore[100]进行打分。CScore 是一个整合了多个发表的打分函数的一致性打分模块，CScore 的评分函数包括：GOLD-like 函数（GOLD™-like function）、DOCK-like 函数（DOCK™-like function）、ChemScore、PMF 函数（ChemScore™、a PMF function）等。例如：GOLD-like 函数通过氢键结合能、蛋白-配体结合能及配体-配体间的结合能进行计算。其部分计算公式见式（2-2）、式（2-3）：

（1）蛋白-配体结合能：

$$Ecomplex = \sum_{lig}\sum_{prot}\left(\frac{A}{r_{ij}^{\delta}} - \frac{B}{r_{ij}^{+}}\right) \qquad (2-2)$$

其中，r_{ij} 表示原子间的距离；A、B 分别代表力场参数。

（2）配体-配体间的结合能：

$$Eint = \sum_{i}\sum_{j}\left(\frac{C}{r_{ij}^{12}} - \frac{D}{r_{ij}^{6}}\right) + Etors \qquad (2-3)$$

其中，$Etors$ 代表力场中的扭转能力；C 代表最小范德华力的最低能量；D 代表离子化的能量。

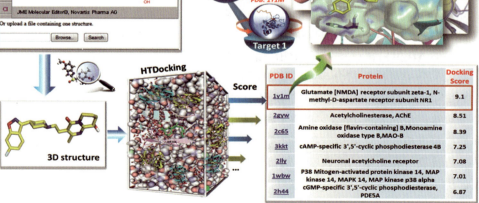

图2-8 HTDocking 预测靶点流程

用 CScore 对配体-受体结合构象综合打分,使结果判定更加准确、可信。通过 CSore 分值可以近似估算蛋白解离常数 K_d,对判断配体结合大小具有一定的参考意义。

在对接过程中,SYBYL 对每个蛋白结构产生 20 个左右不同结合状态的构象及对接分数,HTDocking 程序默认仅选择对接分数最好的构象作为预测结果,并按分值高低对预测的靶点进行排序。在预测结果的列表中,HTDocking 程序会显示靶点的 PDB_ID、靶点名称及对接分数,用户可以方便地通过链接,查看靶点结构和文献信息(图 2-8)。

三、云计算化学基因组学 AD 靶点库的验证

为了考察云计算化学基因组 AD 靶点库在靶点预测方面的准确性,我们分别对 Target Hunter 和 HTDocking 靶标筛选工具进行验证,并通过靶点预测分析和多靶点相互作用网络说明其应用。

(一) Target Hunter 靶点预测

阿克苷(acteoside)是从植物小列当 *Orobanche minor* 中分离得到的天然产物。据报道,阿克苷及其衍生物能够显著抑制 Aβ 的聚集(IC_{50}: 8.9 μmol/L)[101],抵抗 Aβ 诱导的细胞凋亡[102]。但这种神经保护的作用靶点和机制尚未明确,为了预测其可能的作用靶点,我们用基于结构相似性方法的 Target Hunter 工具进行 AD 靶点预测。如图 2-8 所示。

【方法与步骤】

(1)利用 Chemdraw 将 acteoside 的化学结构式转换成 SMILES 格式,如图 2-9 所示,或者直接在 Target Hunter 的结构软件中画出该结构。

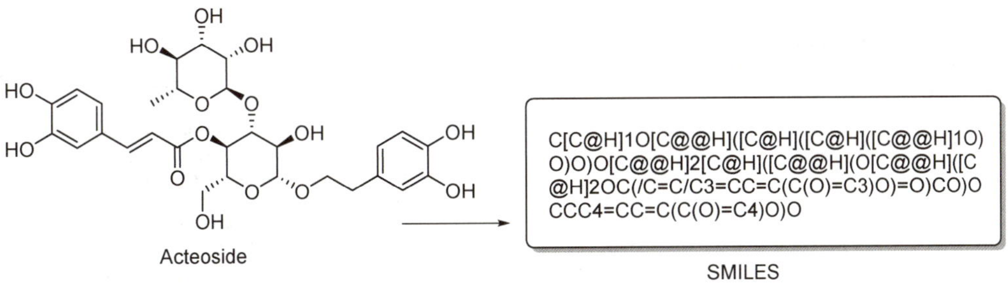

图 2-9 天然产物 acteoside 的结构和 SMILES 格式

(2)将生成的 SMILES 文件复制到 Target Hunter 的检索窗口中,选择 2D 分子相似性大于 60% 作为结果输出条件,默认选择从文献和 PubChem 数据中获取活性和靶点数据。

（3）点击"提交"按钮，Target Hunter 将在后台自动进行计算，并将靶点预测结果显示出来，如图 2-10（A）、（B）所示。

【结果】

天然产物 acteoside 经 Target Hunter 检索找到两个相似结构的化合物 ChEMBL510539（相似度评分 0.82）和 ChEMBL 455827（相似度评分 0.77），如图 2-10（C）所示。

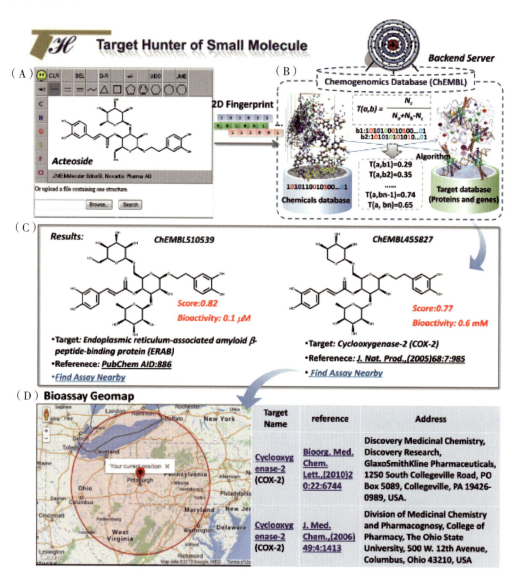

图 2-10 基于 Target Hunter 预测小分子化合物 acteoside 的 AD 靶点

化合物 ChEMBL510539 与内质网相关 Beta 淀粉样结合蛋白 the endoplasmic reticulum-associated amyloid beta-peptide-binding protein（ERAB）具有较强的抑制作用（$K_i = 0.1\ \mu mol/L$，PubChem AID：886）。该靶蛋白（ERAB）是 Aβ 的结合蛋白，参与 AD 重要的病理机制。研究表明[103-104]，抑制 ERAB 蛋白的表达能够阻断 Aβ 对神经母瘤细胞（neuroblastoma cells）的神经毒性；反之，促进 ERAB 蛋白过表达能够增强其 Aβ 的毒性。天然产物 acteoside 与化合物 ChEMBL510539 具有相似的分子结构（相似度：0.82），推测 acteoside 具有神经保护的作用机制可能是通过抑制 ERAB 靶点而发挥作用的。

同样，化合物 ChEMBL 455827 与环氧合酶-2（COX-2）具有一定的相互作用（$K_i = 0.6\ mmol/L$）[105]。大量研究表明[106]，COX-2 参与调控 AD 慢性神经炎症的产生；抑制 COX-2 蛋白，能够减少胶质细胞等因子的释放，减少炎症引发的氧化应激反应。因此，抑制 COX-2 蛋白可能是化合物 acteoside 发挥神经保护作用的有关靶点。

靶点预测完成后的下一个关键环节是如何对预测的靶点进行生物学验证。为了快速寻找靶点的测试方法和测试合作单位，Target Hunter 数据库中 Bioassay Geo Map 功能能够根据文献中报道的研究单位地址信息，利用 Google Map 技术快速锁定设定目标区域的靶点测试机构。如图 3-10（D）所示，通过点击预测结果中的"Find Assay Nearby"链接，即可显示靶点测试方法对应的参考文献及其测试单位详细地址，通过 Geo Map 功能可以非常方便地显示附近的靶点测试单位，为进一步靶点验证和潜在研究合作提供信息支持。

Target Hunter 不仅可以预测小分子化合物的靶点，而且还可以预测化合物的脱靶（off-target）效应，对解释药物副作用或药物再利用具有重要意义。

（二）HTDocking 预测靶点的验证及应用

为了验证 HTDocking 靶标筛选工具的准确性，我们选择 FDA 批准上市的 5 个 AD 治疗药物与 HTDocking 数据库中的全部 AD 靶点进行分子对接实验，考察其预测靶点的准确性。此外，通过 AD 药物-靶点相互作用的网络分析，预测药物多靶点的相互作用及协同效果。

【方法与步骤】

（1）FDA 批准用于 AD 治疗 5 个药物的化学结构和靶点信息（表 2-2）。

表2-2 FDA批准的5个AD治疗药物

药物名称	化学结构	作用靶点
他克林 tacrine	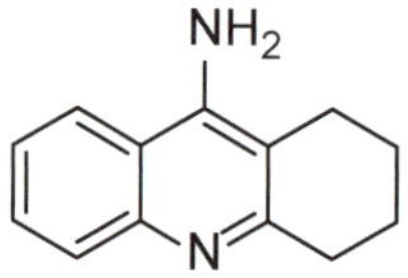	乙酰胆碱酯酶 acetylcholinesterase（AChE）
卡巴拉汀 rivastigmine	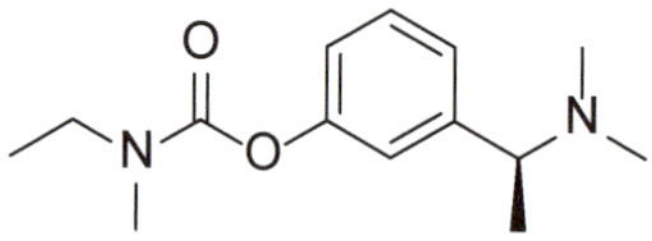	乙酰胆碱酯酶 acetylcholinesterase（AChE）
加兰他敏 galantamine	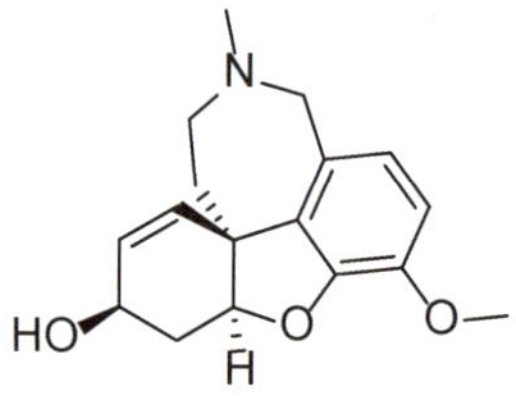	乙酰胆碱酯酶 acetylcholinesterase（AChE）
多奈哌齐 donepezil	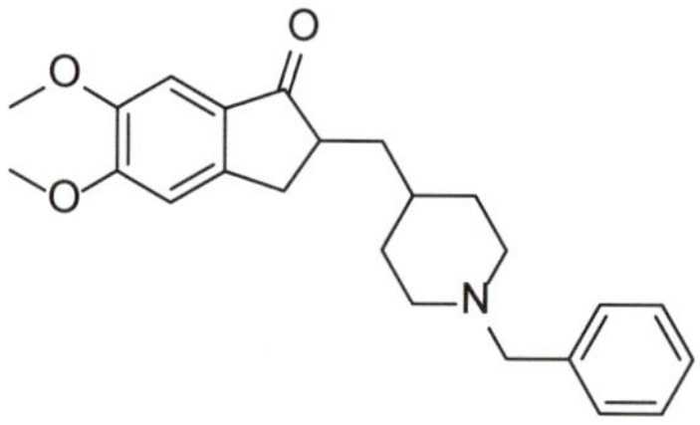	乙酰胆碱酯酶 acetylcholinesterase（AChE）
美金刚 memantine	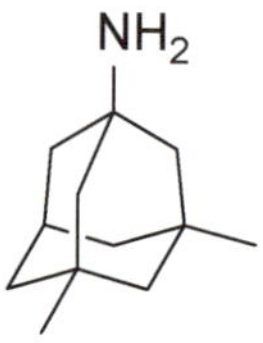	谷氨酸受体 N-methyl-D-aspartate（NMDA）receptor

(2) 将上述5个AD药物的化学结构转换成SMILES格式，提交至HTDocking服务器上。

(3) HTDocking服务器在后台自动进行对接实验，并将预测的靶点按分数高低进行排序。在结果列表中显示预测靶点的PDB_ID、靶点名称及对接分数信息。

(4) 选取对接分数大于5.0或排在前5%的靶点作为AD药物预测的靶点，利用分子网络软件Cytoscape 2.8构建药物-靶点相互作用网络分析图。

【结果】

AD药物的HTDocking靶点预测结果如表2-3所示。结果表明，HTDocking能够准确预测出 4 个乙酰胆碱酯酶抑制剂类药物（tacrine、rivastigmine、galantamine、donepezil）的作用靶点 AChE 及谷氨酸受体拮抗剂（memantine）的靶点 NMDAR。

表2-3 HTdocking 预测 AD 药物的主要作用靶点

Target	FDA approved AD drugs				
	tacrine	rivastigmine	galantamine	donepezil	memantine
TOP1	PDE4D	AChE	AChE	MAO-B	MAPK 14
Score	6.2	6.08	7.18	7.9	7.66
TOP2	AChE	MAO-B	PPARg	AChE	BACE1
Score	6.11	5.46	7.12	7.25	7.52
TOP3	MAPK 14	ADRB2	PDE4B	MAPK 14	AChE
Score	6.03	5.11	6.89	7.2	7.42
TOP4	BCHE	COX-2	AA2AR	BACE1	CHRM2
Score	5.97	4.89	6.74	6.96	7.17
TOP5	AA2AR	BCHE	PDE4A	HMGCR	NMDAR3A
Score	5.89	4.82	6.5	6.75	7.17

为了验证 HTDocking 预测靶点的精确性和结合作用强度，我们对 HTDocking 的对接分数（$-pK_d$）和相应文献报道的实测值（$-pK_i$）进行了比较。从表2-4 可以看出，5 个 AD 药物靶点预测的分数与实测值基本吻合，说明 HTDocking 预测靶点的准确性。此外，其预测分数能够间接反映药物靶点的作用强度，为生物实验验证提供重要参考。

表2-4 AD 药物预测靶点的分数与文献报道实测值的比较

Drug	Target	Experimental K_i (nmol/L)	Experimental ($-pK_i$)	HTDocking score predicted ($-pK_d$)
tacrine	AChE	225[a]	6.65	6.11
galantamine	AChE	62[b]	7.21	7.18
rivastigmine	AChE	920[c]	6.04	6.08
donepezil	AChE	23[d]	7.64	7.25
memantine	NMDA receptor subunit 3A	700[e]	6.15	7.17
	NMDA receptor subunit 3B	540[f]	6.27	6.33
	NMDA receptor subunit zeta-1	1200[g]	5.92	6.82
	NMDAreceptor subunit epsilon 2	1020[h]	6.00	6.33

Note:

ᵃExperimental data from *Eur. J. Med. Chem.* 2012, 55: 23-31.
ᵇExperimental data from *Bioorg. Med. Chem.* 2012, 20 (22): 6739-6750.
ᶜExperimental data from *J. Med. Chem.* 2002, 45 (24): 5260-5279.
ᵈExperimental data from *J. Med. Chem.* 2007, 50 (20): 4882-4897.
ᵉExperimental data from *J. Med. Chem.* 1999, 42 (9): 1481-1500.
ᶠExperimental data from *J. Med. Chem.* 1998, 41 (3): 393-400.
ᵍExperimental data from *Bioorg. Med. Chem.* 2010, 18 (22): 7855-7867.
ʰExperimental data from Bioorg. *Med. Chem. Lett.* 2007, 17 (17): 4729-4732.

为了进一步分析 AD 药物与多靶点的相互作用，本团队利用分子网络软件 Cytoscape 2.8 构建了 AD 药物-靶点相互作用的网络分析图（图 2-11）。结果显示，在预测的靶点中，除了药物已知的作用靶点外（AChE 和 NMDAR），还预测了 AD 药物的其他作用靶点（图 2-11 中的绿色节点和边），如加兰他敏和多奈哌齐与 β-分泌酶（BACE1）的相互作用，多奈哌齐和美金刚与糖原合成酶激酶-3β（GSK3B）的相互作用等。经文献查阅，这些预测的 AD 药物靶点已经被文献报道并得到活性验证（表 2-5）。此外，其他预测得到的潜在靶点（图 2-11 中的粉红色节点）则有可能作为 AD 药物的新靶点，值得进一步实验验证。

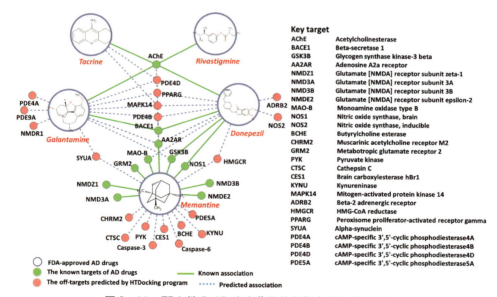

图 2-11 FDA 批准 AD 治疗药物的多靶点相互作用分析

在 AD 临床研究中，乙酰胆碱酯酶抑制剂药物加兰他敏、多奈哌齐与谷氨酸受体拮抗剂美金刚联用，会产生更好的记忆改善效果，然而作用机制仍然不清楚。通过 AD 药物-靶点相互作用的网络分析（图 2-11），我们发现加兰他敏/galantamine 除了与 AChE 靶点作用外，还与 β-分泌酶（BACE1）、促分裂原活化蛋白激酶（MAPK14）、腺苷 A2a 受体（AA2AR）有紧密的联系，抑制这些关键靶点对减少 Aβ 的产生和抵抗 Aβ 诱导的神经毒性具有重要作用[72]。同样，谷氨酸受体拮抗剂/memantine 与 GSK3B、BACE1、MAO-B、NOS1 有相互作用，抑制这些靶点能阻止 Aβ 和 Tau 蛋白的产生和聚集，减少神经炎症反应，增强神经元的功能[107]。这种多靶点的相互作用机制为解释两类 AD 药物联用产生的协同效果提供了依据。

蓝色圆圈代表不同的 AD 药物，绿色节点和边代表药物的已知靶点及其相互作用，粉红色节点和蓝色虚线代表预测的新潜在靶点及其相互作用。

表 2-5 AD 药物其他作用靶点预测值与实测值的比较

Drug	Target	Experimental potency	Reference
galantamine	beta-secretase1（BACE1）	44% decrease in BACE1 level/0.3 μmol/L	Exp Gerontol, 2010, 45（11）: 842-847.
donepezil	beta-secretase1（BACE1）	IC_{50} = 3.2 μmol/L	Bioorg Med Chem Lett, 2012, 22（14）: 4707-4712.
donepezil	nitric oxide synthase, brain（NOS1）	increase expression of NOS1/5 mg/kg in vivo.	Life Sci, 2012, 90: 713-720.
donepezil	glycogen synthase kinase-3 beta（GSK3B）	decrease 77% in vivo/（1 mg/kg）	Eur J Pharmacol, 2013, 710: 29-38.
memantine	monoamine oxidase type B（MAO-B）	inhibition of 64%/1 mM	Biol. Pharm. Bull, 2009, 32（5）: 850-855.
memantine	adenosine receptor A2a（AA2AR）	increase 43% in vivo（25 mg/kg）	Brain Res Mol Brain Res, 2004, 120: 193-196.
memantine	nitric oxide synthase, brain（NOS1）	active in vivo（10 mg/kg）	J. Neuroimmunol, 2013, 254: 1-9.
memantine	metabotropic glutamate receptor 2（GRM2）	active/100 μmol/L	J. Neurochem, 2009, 111（1）: 204-216.
memantine	glycogen synthase kinase-3 beta（GSK3B）	inhibit GSK-3/100 μmol/L	J Alzheimers Dis, 2009, 18（4）: 843-848.

第三节 本 章 小 结

本团队与匹兹堡大学合作，参与构建了基于计算化学基因组学的老年痴呆

（AD）靶点筛选研究平台（http://www.cbligand.org/AD/）。与AD其他相关数据库相比，该平台具有如下优势：

1. AD数据资源综合全面

目前，该数据库平台收集了与AD有关的928个基因、320个蛋白靶点、222条相关信号通路及38284个活性测试方法。此外，还包括405188个抗AD活性小分子化合物和1023137条相关生物活性研究数据，这些化学基因组数据为老年痴呆发病机制分析、靶点预测和多靶点药物设计提供了综合的信息资源。

2. 支持多功能检索，操作简单易用

云计算AD数据库的检索方法简单易用，它提供文本查询和结构查询功能。文本查询允许用户输入关键词（CAS号、化学式、化合物名、靶点信息和信号通路）进行检索，并自动识别判断关键词的类型，简化了用户使用步骤。检索结果提供详尽的化合物信息、生物活性、靶点及信号通路等综合信息，并提供参考文献链接。化学结构检索依托JME Molecular Editor程序[97]提供在线结构输入功能，支持全结构、子结构及相似结构等多种查询方式，大大提高检索效率，用户可以方便地导出检索结果，以便进行数据的深度分析。

3. 靶标筛选工具功能强大，靶点预测准确高效

云计算AD靶点筛选平台集成了功能强大的靶点筛选预测工具：Target Hunter Program和HTDocking Sever。基于配体的TargetHuner（http://www.cbligand.org/Target hunter）数据库用于靶标预测具有可行、灵活和高效等特点。目前，其库容量含有117万个小分子化合物和相应靶点数据信息，采用二维分子相似性搜索和新颖的TAMOSIC算法，预测小分子化合物的作用靶点。它内嵌了独特的Bioassay Geo Map功能，能够帮助研究人员找到有关的靶点测试研究机构，对进一步的靶点验证和研究合作提供技术支持。

另外，云计算AD平台也含有基于蛋白结构的HTDocking（www.cbligand.org/AD/docking_search.php）靶点预测工具。HTDocking采用高通量对接算法，在不清楚化合物作用靶点的情况下，让给定的目标小分子化合物和多个AD蛋白靶点的三维结构进行对接分析，采用一致性打分方式对配体结合状态进行评估、排序，并给出化合物的可能作用靶点。本团队利用5个FDA批准的AD药物，验证了HTDocking靶点预测的准确性，并且预测靶点结合的强度K_i值与文献报道的实测值吻合。通过构建AD药物-靶点相互作用的网络分析图，我们还预测了AD药物潜在的其他作用靶点，并对其多靶点相互作用分析和药物联用产生的协同效果进行了机制探讨。

上述两种AD靶标筛选预测工具优势互补，不但能够预测化合物的作用靶点，

而且对脱靶效应（off-target）、药物副作用及多靶点相互作用分析提供了有力的研究工具。

此外，云计算 AD 数据库平台还内嵌了血脑屏障预测器/blood-brain barrier（BBB）predictor（http://www.cbligand.org/BBB/）、化合物毒性预测（http://cbligand.org/Tox）、化合物属性和 ADME 的成药性预测（http://www.cbligand.org/cbid/Property_Explorer.php），这些集成的计算化学信息学工具为 AD 小分子药物设计和成药性分析提供了重要的参考依据。

云计算化学基因组老年痴呆专有数据平台的建立将为 AD 药物靶点预测、信号通路分子机制研究、多聚药理分析（polypharmacology analysis）和新颖抗 AD 小分子药物设计提供综合的"一站式"的技术服务。

第三章 柏子仁有效部位抗老年痴呆活性成分研究

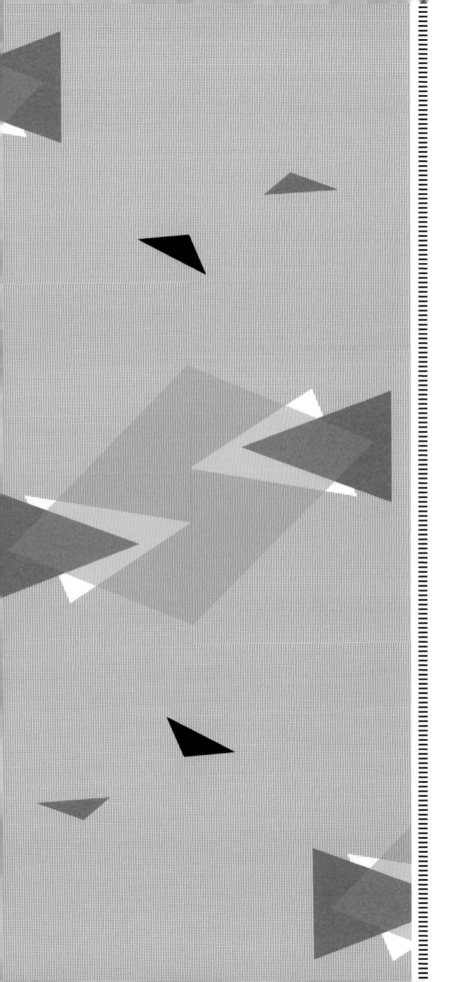

第一节 概　　述

为了阐明柏子仁有效部位的化学成分，提供靶点预测和活性验证的物质基础，我们综合运用多种色谱学和化学方法，对中药柏子仁有效部位进行活性指导的追踪分离和单体化合物的结构鉴定，利用 Aβ 诱导的 AD 线虫模型，对单体化合物进行活性评价。

第二节　柏子仁有效部位的分离

【实验材料】

（一）材料

柏子仁药材购于广州大祥药材公司，经中山大学生命科学学院廖文波教授鉴定为柏科植物侧柏 *Platycladus orientalis* (L.) Franco 的种仁。凭证标本存放于中山大学标本馆（编号：187013）。

实验使用的柏子仁有效部位（正丁醇提取物，代号：S4b）为本团队自制的样品。具体提取流程为：柏子仁粉碎，用 6 倍量石油醚室温浸提 3 次，合并石油醚提取液，过滤，减压浓缩得石油醚提取物。滤渣用 10 倍量 95% 乙醇回流提取 2 h，共提取两次，合并醇提液，减压浓缩得醇提物。柏子仁的醇提物加水混悬，依次用等体积的乙酸乙酯和正丁醇萃取 3 次，合并各萃取液，减压浓缩得乙酸乙酯萃取物和正丁醇萃取物。

（二）分离填料和试剂

层析用硅胶（200～300 目，青岛海洋化工厂）；石油醚、三氯甲烷、乙酸乙酯、甲醇和色谱甲醇均为天津大茂化工试剂厂生产。

（三）仪器

中低压制备色谱仪（Teledyne ISCO RF，USA）；配套层析玻璃柱（Buch，φ 10 cm×25 cm，USA）；旋转蒸发仪（N-1000，EYELA，Japan）。

【实验部分】

取柏子仁正丁醇提取物（代号：S4b）65 g，利用硅胶中低压柱色谱进行分离。按照极性大小，采用三氯甲烷/甲醇溶剂系统（100∶0、98∶2、95∶5、90∶10、80∶20、70∶30、60∶40、0∶100）进行梯度洗脱，每个梯度洗脱4个保留体积，收集各洗脱液，浓缩，TLC薄层色谱指导馏分合并，得到各分离馏分。

【实验结果】

柏子仁正丁醇提取物S4b经硅胶柱色谱分离共得到10个馏分，各馏分质量和收率如图3-1所示。

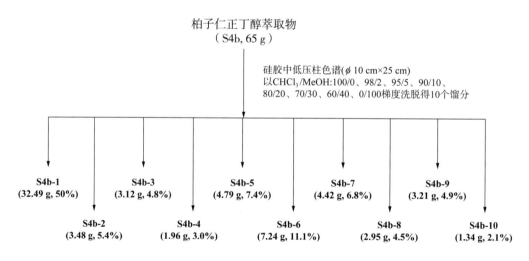

图3-1 柏子仁正丁醇萃取物S4b硅胶柱分离流程

第三节 各馏分的活性筛选

采用转基因 AD 线虫模型,对柏子仁有效部位 S4b 分离得到的各馏分进行活性筛选,确定活性部位,指导进一步分离。

【实验材料】

(一) 材料

活性测试样品为柏子仁正丁醇萃取部位 S4b 及上述各分离馏分样品。

线虫品系为转基因秀丽隐杆线虫 C. elegans CL4176,购于 Caenorhabditis Geneties Center (CGC),由中山大学第一附属医院神经科提供。该 AD 模型的原理是:CL4176 线虫被转染 $A\beta_{1\sim42}$ 基因,并含有温度诱导表达的启动子。当线虫的培养温度低于 16 ℃时,该线虫不表达 $A\beta$ 基因,而培养温度提高至 26 ℃时,线虫 CL4176 则快速诱导 $A\beta$ 蛋白表达,表现为肌肉麻痹瘫痪,无法游走,本实验用此 AD 线虫模型对柏子仁各馏分及单体化合物进行活性筛选。

(二) 试剂

二甲基亚砜 (DMSO, Sigma, USA);酵母提取物 (AbChem USA);蛋白胨、6 cm 培养板、96 孔板 (Corning, USA);其他试剂均为国产分析纯试剂。

(三) 仪器

HVE-50 高温高压蒸汽灭菌锅 (HIRAYAMA 公司,日本);SWB 5050 电热水浴恒温箱 (上海跃进医疗器械厂,中国);超纯水系统 (millipore 公司,美国);多功能变焦显微镜 (AZ100, Nikon 公司,日本);体视显微镜 (SMZ800, Nikon 公司,日本);CO_2 培养箱 (Forma Series3111,美国 Thermo);电子天平 (最小称量 0.1 mg, Thermo Drian);电热恒温水浴锅 (HSW24 型,上海一恒科技有限公司);超净台 (苏净集团安泰公司)。

【实验部分】

(一) 培养基 (nematode growth medium, NGM) 的配制

具体配制步骤如下:

(1) 配制 NGM 培养基 400 mL,其成分组成如下:NaCl 1.2 g、琼脂 6.8 g、蛋白胨 1.0 g、双蒸水 390 mL。

(2) 湿热灭菌:121 ℃高压蒸汽灭菌半小时,取出在 65 ℃水浴下放置 10 min。

(3) 加入以下溶液混匀:5 mg/mL 胆固醇溶液 400 μL;1 mol/L 磷酸缓冲液 10 mL;1 mol/L 氯化钙溶液 400 μL;1 mol/L 硫酸镁溶液 400 μL。

(4) 在无菌条件下,将上述混匀的培养基分装到 6 mm 的培养皿中,每皿 10 mL。

(5) 置紫外灯下放置 2 h 后,移至 4 ℃冰箱待用。

(二) 线虫喂养、传代及同步化

1. 线虫喂养

以大肠杆菌 *E. coli* OP50 作为线虫 CL4176 的食物,其各周期的喂养均在涂有 *E. coli* OP50 大肠杆菌液的培养板中进行。本实验 CL4176 线虫的培养条件是温度 16 ℃、湿度 40%~60%。具体培养方法见 George L. Sutphin 所采用的方法[108]。

2. 线虫传代

取刀片于酒精灯上烧烤片刻,避免污染。从含有线虫的培养板中切一个三角形的小胶块,含有线虫的一面朝下,并贴于已涂布 OP50 的新培养板。用封口膜封口,置于 16 ℃的培养箱中培养,待线虫长成后可进行同步化实验。

3. 线虫同步化

先用 1 mL 双蒸水将线虫和虫卵从培养皿上洗下来,共洗两次,补加双蒸水至总体积为 3.5 mL,再加入 5 mol/L NaOH 溶液 0.5 mL 和 5% NaClO 溶液 1 mL,剧烈振荡 40 s,静置 2 min,重复 5 次。上述溶液置于离心机(1300 r/min)中离心 60 s,重复两次,弃去上清液,将沉淀物(线虫虫卵)转移至新的培养皿中培养。

(三) 线虫瘫痪实验

(1) 将 CL4176 线虫在 16 ℃下培养至产卵期,进行线虫同步化。

(2) 将 S4b 及各馏分样品与 OP50 菌液混合至所需浓度,滴加该溶液至 NGM 培养板,轻摇使其均匀分散在培养基表面,晾干。空白组(Control)为含有 0.1%

DMSO 的无药 OP50 菌液，阳性组为石杉碱甲 300 μmol/L，给药组 S4b 及各馏分的最终浓度为 0.5 mg/mL（含 0.1% DMSO）。

（3）孵化 24 h 后将线虫用 1 mL 双蒸水洗下来，滴加到上述含待测药物的培养皿中，每个皿约 30 条线虫，同一浓度的样品平行做两块皿。

（4）孵化 36 h 后将培养皿转移置 26 ℃培养箱中培养。

（5）转温 36 h 后开始计数，每 2 h 计数一次，直到全部线虫瘫痪。本实验中判断线虫瘫痪的状态标准是：在受到刺激时线虫不能游走或者只有头部能够移动的情况，计为瘫痪。

【实验结果】

柏子仁正丁醇提取物 S4b 及其各馏分对 Aβ 诱导 CL4176 线虫瘫痪及寿命的作用如表 3-1、图 3-2 所示。

表 3-1　S4b 及各馏分对 CL4176 线虫平均寿命延长的作用

Group	Mean lifespan/h	N（amount）	P value	Extension/%
Control	41.74 ± 0.29	68	—	—
石杉碱甲 SSJJ（300 μmol/L）	42.79 ± 0.32**	61	0.007	2.5
S4b（0.5 mg/mL）	45.01 ± 0.21**	61	0.000	7.8
S4b-1（0.5 mg/mL）	43.97 ± 0.27**	60	0.000	5.3
S4b-2（0.5 mg/mL）	43.78 ± 0.32**	55	0.000	4.9
S4b-3（0.5 mg/mL）	45.22 ± 0.17**#	67	0.000	8.3
S4b-4（0.5 mg/mL）	40.84 ± 0.25	57	0.022	—
S4b-5（0.5 mg/mL）	43.40 ± 0.32**	60	0.000	4.0
S4b-6（0.5 mg/mL）	41.37 ± 0.34	54	0.430	—
S4b-7（0.5 mg/mL）	41.88 ± 0.33	53	0.763	—
S4b-8（0.5 mg/mL）	42.61 ± 0.34*	59	0.020	2.1
S4b-9（0.5 mg/mL）	43.30 ± 0.33**	60	0.000	3.7
S4b-10（0.5 mg/mL）	43.17 ± 0.29**	63	0.000	3.4

注：*表示与 Control 组相比，$P<0.05$；**表示与 Control 组相比，$P<0.01$；#表示与阳性对照石山碱甲 SSJJ 相比，$P<0.05$。

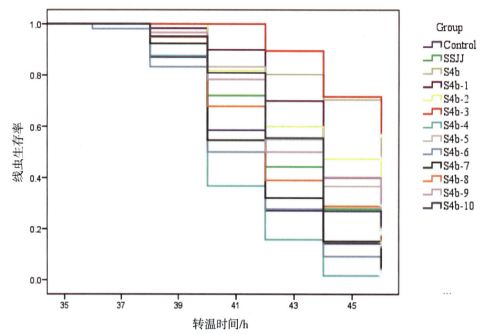

图3-2 S4b及各馏分对Aβ诱导CL4176线虫瘫痪的变化曲线

结果表明：与空白对照组相比，柏子仁提取物S4b（0.5 mg/mL）和阳性对照药石杉碱甲（300 μmol/L）均具有显著抵抗Aβ诱导CL4176线虫瘫痪的活性，其线虫寿命延长率分别提高7.8%和2.5%。

与空白对照组相比，S4b各分离馏分S4b-1、S4b-2、S4b-3、S4b-5、S4b-8、S4b-9、S4b-10均具有显著抗Aβ诱导CL4176线虫瘫痪的活性（$P<0.05$）。其中，S4b-3馏分的活性最强，线虫平均寿命延长了8.3%。与阳性对照石杉碱甲组比仍具有显著的寿命延长效果（$P<0.05$）。其他馏分S4b-4、S4b-6和S4b-7则无明显抗线虫瘫痪的活性。

从上述结果可以看出，有效部位S4b的活性成分主要富集在S4b-3和其他馏分中。由于S4b-3显示了极显著抗Aβ诱导的线虫瘫痪活性，且效果优于石杉碱甲和提取物S4b，因此，首选S4b-3馏分作为下一步活性成分研究的重点。

第四节 活性馏分的分离

【实验材料】

（一）分离样品

S4b-3 活性馏分。

（二）分离填料和试剂

反相 ODS 层析填料（50 μm，Ultimate XB-C_{18}，美国）；反相薄层板 TLC（C_{18}，Merck）；甲醇和色谱甲醇均为天津大茂化工试剂厂生产。

（三）仪器

中低压制备色谱仪（Teledyne ISCO RF，USA）；配套层析玻璃柱（Buch，φ 2 cm × 25 cm，USA）；旋转蒸发仪（N-1000，EYELA，Japan）；半制备型高效液相（岛津 SHIMADZU-20A，日本）；制备色谱柱（10 mm × 250 mm，C_{18}，5 μm，Waters-XTerra，美国）。

【实验部分】

取 S4b-3 活性馏分 1.5 g，利用反相 ODS 柱，以甲醇-水（30%、50%、70%）进行梯度洗脱，每个梯度洗脱 3 个保留体积，收集洗脱液，浓缩，TLC（C_{18}）指导馏分合并，共得到 11 个馏分。反复利用 ODS 柱色谱和制备型液相 PHPLC 进行分离，其分离流程如图 3-3 所示。

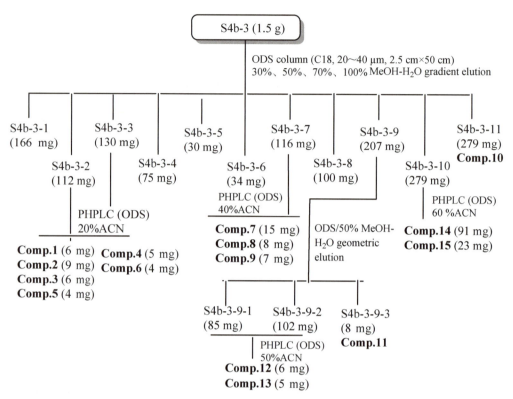

图 3-3 活性馏分 S4b-3 分离流程

【实验结果】

(一) 活性馏分的分离

综合运用多种色谱技术,从活性馏分 S4b-3 中共分离得到 15 个化合物,包括 6 个二萜类成分、2 个木质素类成分、6 个脂肪酸成分及 1 个黄酮类化合物。分离得到的化合物名称、编号及结构如表 3-2 所示。

表 3-2 柏子仁活性馏分 S4b-3 分离得到的化合物

序 号	名 称	结 构
1	communic acid	

续上表

序号	名称	结构
2	isocupressic acid	
3	imbricatolic acid	
4	methyl sandaracopimarate	
5	7-oxo-13-epi-pimara-8, 15-dien-18oic acid	
6	pinusolide	

续上表

序号	名称	结构
7*	dehydroheliobuphthalmin	
8*	savinin	
9	apigenin	
10	Bis (2-ethylhexyl) phthalate	
11*	(9Z, 11E, 15Z)-13-hydroxyoctadeca-9, 11, 15-trienoic acid	

续上表

序号	名称	结构
12*	10,13-dihydroxyoctadecanoic acid	
13	2-hydroxytricosanoic acid	
14	linolenic acid	
15	palmitoleic acid	

注：*表示化合物为首次从该植物中分离得到。

（二）化合物的结构鉴定

化合物 1 化学结构式：

化合物 1：白色粉末。硫酸香草醛显色为粉红色，提示为萜类化合物。HR-ESI-MS（positive）给出 m/z 303.2345 [M+H]$^+$ 和 m/z 325.2359 [M+Na]$^+$，推测该化合物分子量为 302，结合 ^{1}H-NMR 和 ^{13}C-NMR 及高分辨质谱确定化合物的分子式为 $C_{20}H_{30}O_2$，计算其不饱和度为 6。

^{1}H-NMR（400 MHz, in CDCl$_3$）谱中显示 15 组氢信号，低场区给出 δ 6.32（1H, dd, J = 10.8, 17.6 Hz）、δ 5.41（1H, t, J = 6.0 Hz）、δ 5.04（1H, d, J = 17.6 Hz）、δ 4.87（1H, d, J = 10.8 Hz）、δ 4.84（1H, s）、δ 4.47（1H, s）为烯烃质子信号。高场区 δ 0.66（3H, s）、δ 1.25（3H, s）和 δ 1.75（3H, s）显示了 3 组独立的甲基质子信号，其余高场信号为亚甲基和次甲基质子信号。其中，3 个甲基信号 [δ 0.66（3H, s）、δ 1.25（3H, s）和 δ 1.75（3H, s）]，以及两个单峰的端基质子信号 [δ 4.84（1H, s）和 δ 4.47（1H, s）]，提示该化合物为含有两个环的半日花烷型的二萜结构。

^{13}C-NMR（100 MHz, in CDCl$_3$）谱共显示 20 个碳信号，结合 DEPT-135 图谱显示低场区有 1 个羧基碳信号 δ 182.9 和 6 个 SP^2 杂化的烯碳信号 δ 148.1、δ 141.8、δ 134.1、δ 133.6、δ 110.1 和 δ 107.9。高场区给出有 2 个次甲基碳信号（δ 56.6 和 δ 56.5）；6 个亚甲基碳信号（δ 39.5、δ 38.7、δ 38.2、δ 29.2、δ 26.1 和 δ 23.5）；2 个季碳信号（δ 44.4 和 δ 40.6），以及 3 个甲基碳信号（δ 12.0、δ 13.0 和 δ 20.1）。其中，δ 141.8、δ 134.1、δ 133.6、δ 110.1 的碳信号以及相应的氢谱中的 δ 6.32（1H, dd, J = 10.8, 17.6 Hz）、δ 5.04（1H, d, J = 17.6 Hz）和 δ 5.41（1H, t, J = 6.0 Hz）的质子信号，说明结构中存在一个共轭烯烃的结构片段，分析上述

氢谱和碳谱数据及结构特点，以及化合物的理化性质，鉴定该化合物为communic acid。与文献比对[109]，核磁数据基本一致。^{1}H-NMR 和 ^{13}C-NMR 核磁数据如表3-3所示。

表3-3 化合物1的^{1}H-NMR（400 MHz）和^{13}C-NMR（100 MHz）核磁数据

方位	化合物1（in CDCl$_3$）	
	δ_H	δ_C
1	1.55, 1.33 (2H, m)	38.7
2	1.52, 1.40 (2H, m)	23.5
3	1.89, 1.56 (2H, m)	38.2
4	—	44.4
5	1.38 (1H, m)	56.6
6	1.96, 1.75 (2H, m)	26.0
7	2.42, 2.39 (2H, m)	39.5
8	—	148.1
9	1.91 (1H, m)	56.5
10	—	40.6
11	1.96, 1.86 (2H, m)	29.2
12	5.41 (1H, t, J = 6.0 Hz)	133.6
13	—	134.1
14	6.32 (1H, dd, J = 10.8, 17.6 Hz)	141.8
15	5.04, 4.87 (2H, d, J = 17.6, 10.8 Hz)	110.1
16	1.75 (3H, s)	12.0
17	4.84, 4.47 (2H, s)	107.9
18	1.25 (3H, s)	20.1
19	—	182.8
20	0.66 (3H, s)	13.0

化合物2化学结构式：

化合物 2：白色粉末。硫酸香草醛显色为粉红色，提示为萜类化合物。HR-ESI-MS（positive）给出 m/z 321.2251 [M+H]$^+$ 和 m/z 343.2259 [M+Na]$^+$，推测该化合物分子量为 320，结合 ^{1}H-NMR 和 ^{13}C-NMR 及高分辨质谱确定化合物的分子式为 $C_{20}H_{32}O_3$，计算其不饱和度为 5。

^{1}H-NMR（400 MHz, in CDCl$_3$）谱中显示 14 组氢信号，低场区给出 δ 5.38（1H, t, J = 6.8 Hz）、δ 4.86（1H, s）、δ 4.53（1H, s）、δ 4.15（2H, d, J = 7.2 Hz）的 4 组烯烃质子信号。高场区 δ 0.61（3H, s）、δ 1.24（3H, s）和 δ 1.67（3H, s）显示了 3 组独立的甲基质子信号，其余高场信号为亚甲基和次甲基质子信号。对比化合物 1 的氢谱，该化合物与具有相同的结构骨架特征，即 3 个甲基信号和两个单峰的端基质子信号 δ 4.86（1H, s）和 δ 4.53（1H, s），提示该化合物同样为含有两个环的半日花烷型的二萜结构。

^{13}C-NMR（100 MHz, in CDCl$_3$）谱共显示 20 个碳信号，结合 DEPT-135 图谱显示低场区有 1 个羧基碳信号 δ 182.4 和 4 个 SP^2 杂化的烯碳信号（δ 147.9、δ 140.5、δ 123.1 和 δ 106.5）。高场区给出有 2 个次甲基碳信号（δ 56.3 和 δ 55.6）；8 个亚甲基碳信号（δ 59.4、δ 39.2、δ 38.7、δ 38.4、δ 38.0、δ 29.0、δ 26.1 和 δ 22.0）；2 个季碳信号（δ 44.2 和 δ 40.5），以及 3 个甲基碳信号（δ 12.8、δ 16.3 和 δ 28.9）。其中，δ 140.5、δ 123.1、δ 59.4 碳信号以及相应的氢谱中的 δ 5.38（1H, t, J = 6.8 Hz）和 δ 4.15（2H, d, J = 7.2 Hz）的质子信号，说明结构中存在一个烯丙醇的结构片段，分析上述氢谱和碳谱数据及结构特点，以及化合物的理化性质，鉴定该化合物为 isocupressic acid。与文献比对[110]，核磁数据基本一致。^{1}H-NMR 和 ^{13}C-NMR 核磁数据如表 3-4 所示。

表 3-4 化合物 2 的 ^{1}H-NMR（400 MHz）和 ^{13}C-NMR（100 MHz）核磁数据

方位	化合物 2 (in CDCl$_3$)	
	δ_H	δ_C
1	1.56, 1.33 (2H, m)	39.2
2	1.50, 1.43 (2H, m)	19.9
3	1.89 (2H, m)	38.0
4	—	44.2
5	1.33 (1H, m)	55.6
6	1.96~1.75 (2H, m)	26.1
7	2.41 (2H, m)	38.4
8	—	147.9
9	1.87 (1H, m)	56.3
10	—	40.5

续上表

方位	化合物2 (in CDCl$_3$)	
	δ_H	δ_C
11	1.58~1.45 (2H, m)	22.0
12	1.98 (2H, m)	38.7
13	—	140.5
14	5.38 (1H, t, J=6.8 Hz)	123.1
15	4.15 (2H, d, J=7.2 Hz)	59.4
16	1.67 (3H, s)	16.3
17	4.86, 4.53 (2H, s)	106.5
18	1.24 (3H, s)	28.9
19	—	182.4
20	0.61 (3H, s)	12.8

化合物3化学结构式：

化合物3：白色粉末。硫酸香草醛显色为粉红色，提示为萜类化合物。HR-ESI-MS（positive）给出 m/z 322.2451 [M+H]$^+$ 和 m/z 345.2511 [M+Na]$^+$，推测该化合物分子量为322，结合^{1}H-NMR 和 ^{13}C-NMR 及高分辨质谱确定化合物的分子式为 $C_{20}H_{34}O_3$，计算其不饱和度为4。

^{1}H-NMR（400 MHz, in CDCl$_3$）谱中显示14组氢信号，低场区仅给出 δ4.83 (1H, s)，δ4.50 (1H, s) 两个单峰的烯氢质子信号和一组 δ3.67 (2H, m) 的连氧亚甲基质子信号。高场区 δ0.60 (3H, s)、δ0.90 (3H, d, J=6.4 Hz) 和 δ1.24 (3H, s) 显示了3组甲基质子信号，其余高场信号为亚甲基和次甲基质子信号。与化合物2的氢谱相比，该化合物同样给出半日花烷型环外双键特征的两个单峰质子信号 [δ4.83 (1H, s)、δ4.50 (1H, s)]，和3个甲基信号，并且结构中不含有其他SP2杂化碳上的质子信号。由于一个甲基信号 [δ0.90 (3H, d, J=6.4 Hz)] 裂分为

双峰，说明11位的侧连含有一个饱和的结构片段，并且该甲基与一个次甲基的基团相连。

^{13}C-NMR（100 MHz，in CDCl$_3$）谱共显示20个碳信号，结合DEPT-135图谱显示低场区有1个羧基碳信号δ181.6和2个SP^{2}杂化的碳信号（δ148.3和δ106.4）。高场区给出有3个次甲基碳信号（δ56.7、δ56.4和δ30.3）；9个亚甲基碳信号（δ59.4、δ39.2、δ38.7、δ38.4、δ38.0、δ29.0、δ26.1和δ22.0）；2个季碳信号（δ44.1和δ40.6），以及3个甲基碳信号（δ12.8、δ19.9和δ29.0），分析上述氢谱、碳谱数据及分子式、不饱和度，该化合物是化合物2侧连双键被还原的产物，因此鉴定该化合物为imbricatolic acid。与文献比对[83]，核磁数据基本一致。^{1}H-NMR和^{13}C-NMR核磁数据如表3-5所示。

表3-5 化合物3的^{1}H-NMR（400 MHz）和^{13}C-NMR（100 MHz）核磁数据

方位	化合物3（in CDCl$_3$）	
	δ_H	δ_C
1	1.55 (2H, m)	39.2
2	1.55 (2H, m)	19.8
3	1.87 (2H, m)	38.1
4	—	44.1
5	1.31 (1H, m)	56.4
6	1.96~1.75 (2H, m)	26.1
7	2.42 (2H, m)	38.8
8	—	148.9
9	1.87 (1H, m)	56.7
10	—	40.4
11	1.33 (2H, m)	21.2
12	1.08 (2H, *m*)	36.4
13	1.55 (1H, m)	30.3
14	1.55 (2H, m)	39.7
15	3.67 (2H, *m*)	61.3
16	0.90 (3H, *d*, *J* = 6.4 Hz)	19.9
17	4.83, 4.50 (2H, *s*)	106.4
18	1.24 (3H, *s*)	29.0
19	—	181.6
20	0.60 (3H, *s*)	12.8

化合物 4 化学结构式：

化合物 4：无色油状。HR-ESI-MS（positive）给出 m/z 317.2305 [M+H]$^+$，推测该化合物分子量为 316，结合 ^{1}H-NMR 和 ^{13}C-NMR 及高分辨质谱确定化合物的分子式为 $C_{21}H_{32}O_2$，计算其不饱和度为 6。

^{1}H-NMR（400 MHz, in CDCl$_3$）谱中显示 15 组氢信号，低场区给出 δ 5.79（1H, dd, J = 17.6, 10.8 Hz）、δ 5.21（1H, s）、δ 4.91（1H, d, J = 17.6 Hz）、δ 4.86（1H, d, J = 10.8 Hz）4 组烯氢质子信号。高场区给出 δ 3.62（3H, s）的甲氧基质子信号。另外，δ 0.82（3H, s）、δ 0.99（3H, s）和 δ 1.18（3H, s）显示了 3 个孤立甲基质子信号，其余高场信号为亚甲基和次甲基质子信号。通过烯氢质子信号 δ 4.86（1H, d）、δ 4.90（1H, d）和 3 个孤立甲基信号，可以推测该化合物的结构骨架仍为半日花烷型的结构。由于该化合物的不饱和度为 6，除半日花烷型骨架的不饱和度 3 外，剩余侧链的不饱和度应为 3，由于碳谱中不含有其他羰基基团，推测侧链的基团应该为环状结构片段。

^{13}C-NMR（100 MHz, in CDCl$_3$）谱共显示 21 个碳信号，结合 DEPT-135 图谱显示低场区有 1 个羰基碳信号（δ 177.8）；4 个 SP^2 杂化的碳信号（δ 147.7、δ 138.6、δ 128.3 和 δ 113.5）。高场区给出有 2 个次甲基碳信号（δ 52.1 和 δ 49.2）；8 个亚甲基碳信号（δ 39.2、δ 38.6、δ 38.2、δ 36.4、δ 35.8、δ 26.2、δ 19.2 和 δ 18.7）；3 个季碳信号（δ 45.3、δ 39.1 和 δ 38.9），以及 4 个甲基碳信号（δ 52.6、δ 29.1、δ 28.8 和 δ 15.1），分析上述氢谱、碳谱数据及分子式、不饱和度，鉴定该化合物为 methyl sandaracopimarate。与文献比对[111]，核磁数据基本一致，^{1}H-NMR 和 ^{13}C-NMR 核磁数据如表 3-6 所示。

表 3-6 化合物 4 的 ^{1}H-NMR（400 MHz）和 ^{13}C-NMR（100 MHz）核磁数据

方位	化合物 4（in CDCl$_3$）	
	δ_H	δ_C
1	1.56 (2H, m)	39.2
2	1.54 (2H, m)	18.7
3	2.05 (2H, m)	38.2

续上表

方位	化合物 4（in CDCl$_3$）	
	δ_H	δ_C
4	—	45.3
5	1.70 (1H, m)	52.1
6	1.96～1.73 (2H, m)	26.2
7	2.43 (2H, m)	36.4
8	—	138.6
9	1.68 (1H, m)	49.2
10	—	39.1
11	1.72 (2H, m)	19.2
12	1.73 (2H, m)	35.8
13	—	38.9
14	5.21 (1H, s)	128.3
15	5.79 (1H, dd, J = 17.6, 10.8 Hz)	147.7
16	4.91, 4.86 (2H, d, J = 17.6, 10.8 Hz)	113.5
17	1.18 (3H, s)	29.1
18	0.99 (3H, s)	28.8
19	—	177.8
20	0.82 (3H, s)	15.1
21	3.62 (3H, s)	52.6

化合物 5 化学结构式：

化合物 5：白色粉末。HR-ESI-MS（positive）给出 m/z 317.1628 [M + H]$^+$，m/z 633.3717 [2M + H]$^+$ 推测该化合物分子量为 316，结合 ^{1}H-NMR 和 ^{13}C-NMR 及高分辨质谱确定化合物的分子式为 C$_{20}$H$_{28}$O$_3$，计算其不饱和度为 7。

^{1}H-NMR (400 MHz, in MeOD) 谱中显示 11 组氢信号，低场区给出 δ 5.74 (1H, dd, J = 17.2, 10.8 Hz)、δ 4.96 (1H, d, J = 10.8 Hz)、δ 4.88 (1H, d, J = 17.6 Hz) 3 组烯氢质子信号。高场区给出 δ 1.03 (3H, s)、δ 1.12 (3H, s) 和 δ 1.29 (3H, s) 显示了 3 个孤立甲基质子信号，其余高场信号为亚甲基和次甲基质子信号。通过烯氢质子信号 δ 5.74 (1H, dd)、δ 4.96 (1H, d)、δ 4.88 (1H, d) 和 3 个孤立甲基信号，可以推测该化合物的结构骨架为半日花烷型的结构。

^{13}C-NMR (100 MHz, in MeOD) 谱共显示 20 个碳信号，结合 DEPT-135 图谱显示低场区有 2 个羰基碳信号 (δ 201.5、δ 177.8)；4 个 SP^2 杂化的碳信号 (δ 168.4、δ 146.3、δ 129.8 和 δ 112.1)，提示结构中含有不饱和酮结构。高场区给出有 1 个次甲基碳信号 (δ 45.8)；7 个亚甲基碳信号 (δ 38.0、δ 37.7、δ 35.9、δ 34.6、δ 34.3、δ 26.2、δ 24.0)；3 个季碳信号 (δ 46.5、δ 40.5 和 δ 35.5)，以及 3 个甲基碳信号 (δ 28.5、δ 19.0 和 δ 18.2)。分析上述氢谱、碳谱数据及分子式、不饱和度，鉴定该化合物为 7-oxo-13-epi-pimara-8、15-dien-18oic acid。经文献比对[109]，核磁数据基本一致。^{1}H-NMR 和 ^{13}C-NMR 核磁数据如表 3-7 所示。

表 3-7 化合物 5 的 ^{1}H-NMR (400 MHz) 和 ^{13}C-NMR (100 MHz) 核磁数据

方位	化合物 5 (in MeOD)	
	δ_H	δ_C
1	1.65 (2H, m)	35.9
2	1.54 (2H, m)	24.0
3	1.98 (2H, m)	37.7
4	—	46.5
5	1.78 (1H, m)	45.8
6	—	38.0
7	—	201.5
8	—	129.8
9	—	168.4
10	—	35.5
11	1.94 (2H, m)	26.2
12	1.73 (2H, m)	34.6
13	—	40.5
14	1.94 (2H, m)	34.3
15	5.74 (1H, dd, J = 17.2, 10.8 Hz)	146.3
16	4.96, 4.88 (2H, d, J = 17.2, 10.8 Hz)	112.1
17	1.03 (3H, s)	19.0

续上表

方位	化合物 5 (in MeOD)	
	δ_H	δ_C
18	1.29 (3H, s)	28.5
19	—	177.8
20	1.12 (3H, s)	18.2

化合物 6 化学结构式：

化合物 6：无色油状。硫酸香草醛显色为粉红色，提示为萜类化合物。HR-ESI-MS (positive) 给出 m/z 347.2151 $[M+H]^+$ 和 m/z 369.2255 $[M+Na]^+$，推测该化合物分子量为 346，结合 ^{1}H-NMR 和 ^{13}C-NMR 及高分辨质谱确定化合物的分子式为 $C_{21}H_{30}O_4$，计算其不饱和度为 7。

^{1}H-NMR (400 MHz, in CDCl$_3$) 谱中显示 15 组氢信号，低场区给出 δ 7.09 (1H, t, $J=1.2$ Hz)、δ 4.89 (1H, s)、δ 4.76 (2H, s, $J=2.4$ Hz)、δ 4.58 (1H, s) 4 组烯氢质子信号。高场区给出 δ 3.61 (3H, s) 的甲氧基质子信号。另外，δ 0.51 (3H, s) 和 δ 1.18 (3H, s) 显示了两个孤立甲基质子信号，其余高场信号为亚甲基和次甲基质子信号。通过两个环外双键的单峰质子信号 δ 4.83 (1H, s)、δ 4.50 (1H, s) 和两个孤立甲基信号，可以推测该化合物的结构骨架仍为半日花烷型的结构。由于该化合物的不饱和度为 7，除半日花烷型骨架的不饱和度 4 外，剩余侧连的不饱和度应为 3，推测侧连所连基团应该为不饱和内酯环的片段。

^{13}C-NMR (100 MHz, in CDCl$_3$) 谱共显示 21 个碳信号，结合 DEPT-135 图谱显示低场区有 2 个羧基碳信号（δ 177.7、δ 174.3）；4 个 SP^2 杂化的碳信号（δ 147.5、δ 143.7、δ 134.9 和 106.7）。高场区给出有 2 个次甲基碳信号（δ 56.3 和 δ 55.7）；8 个亚甲基碳信号（δ 70.0、δ 39.2、δ 38.7、δ 38.2、δ 38.0、δ 26.2、δ 24.6 和 δ 19.9）；2 个季碳信号（δ 44.3 和 δ 40.3），以及 3 个甲基碳信号

(δ 51.1、δ 12.6 和 δ 28.8),分析上述氢谱、碳谱数据及分子式、不饱和度,鉴定该化合物为 pinusolide。与文献比对[109],核磁数据基本一致。^{1}H-NMR 和 ^{13}C-NMR 核磁数据如表 3-8 所示。

表 3-8 化合物 6 的 ^{1}H-NMR (400 MHz) 和 ^{13}C-NMR (100 MHz) 核磁数据

方位	化合物 6 (in CDCl$_3$)	
	δ_H	δ_C
1	1.56 (2H, m)	39.2
2	1.55 (2H, m)	19.9
3	2.15 (2H, m)	38.2
4	—	44.3
5	1.59 (1H, m)	56.3
6	1.97~1.74 (2H, m)	26.2
7	2.42 (2H, m)	38.6
8	—	147.5
9	1.78 (1H, m)	55.7
10	—	40.3
11	1.32 (2H, m)	21.8
12	1.97 (2H, m)	24.6
13	—	134.9
14	7.09 (1H, t, J = 1.2 Hz)	143.7
15	4.76 (2H, s, J = 2.4 Hz)	70.0
16	—	174.3
17	4.76, 4.58 (2H, s)	106.7
18	1.18 (3H, s)	28.8
19	—	177.7
20	0.51 (3H, s)	12.8
21	3.61 (3H, s)	51.1

化合物7化学结构式：

化合物7：无色晶体。HR-ESI-MS（positive）给出 m/z 413.1138 [M + H]$^+$，m/z 435.1067 [M + Na]$^+$ 推测该化合物分子量为412，结合 ^{1}H-NMR 和 ^{13}C-NMR 及高分辨质谱确定化合物的分子为 $C_{22}H_{20}O_8$，计算其不饱和度为13。

^{1}H-NMR（400 MHz, in DMSO–$d6$）谱中显示15组氢信号，结合HSQC谱分析，低场区有一组烯氢质子信号 δ 7.55（1H, s）；两组苯环氢信号 δ 6.85（1H, d, J = 8.0 Hz）、δ 6.66（1H, d, J = 8.0 Hz）、δ 6.58（1H, d, J = 8.4 Hz）、δ 6.52（1H, d, J = 1.6 Hz）、δ 6.42（1H, d, J = 1.6 Hz）、δ 6.36（1H, dd, J = 1.6, 8.0 Hz），且构成ABX偶合系统。此外，还含有两组偕氧亚甲基质子信号 δ 6.02（2H, dd, J = 0.8 Hz）和 δ 5.91 ~ δ 5.87（2H, dd, J = 0.8 Hz）。在高场区给出一组次甲基质子信号 δ 4.07（1H, m）和两组孤立甲氧基质子信号 δ 3.73（3H, s）和 δ 3.62（3H, s）。另外，还有一组亚甲基质子信号 δ 3.24（1H, dd, J = 13.6, 4.8 Hz）和 δ 2.77（1H, dd, J = 13.6 Hz）。

^{13}C-NMR（100 MHz, in DMSO–$d6$）谱共显示20个碳信号，结合DEPT-135图谱显示低场区有2个羰基碳信号：δ 172.8 和 δ 167.0；7个 SP^2 杂化的叔碳信号：δ 142.2、δ 123.3、δ 108.7、δ 108.1（重合）、δ 122.4 和 δ 109.6；7个 SP^2 杂化的季碳信号：δ 129.3、δ 128.7、δ 148.0、δ 147.8、δ 132.9、δ 147.4、δ 145.9；3个 SP^3 杂化的仲碳信号：δ 101.8、δ 101.1 和 δ 35.6；1个 SP^3 杂化的叔碳信号：δ 45.2；2个甲氧基碳信号 δ 52.4。

在HMBC谱中，δ 7.55（1H, s）与 δ 123.3、δ 108.7、δ 129.3、δ 167.0 有偶合相关；δ 4.07（1H, m）与 δ 35.6、δ 172.8、δ 129.3、δ 167.0 有偶合相关，由此推测化合物为 dehydroheliobuphthalmin，关于2′位碳的绝对构型，我们通过X-ray衍射实验确定C2′位的绝对构型为R构型（图3-4），该化合物为首次从该植物中分离得到。^{1}H-NMR 和 ^{13}C-NMR 核磁数据如表3-9所示。

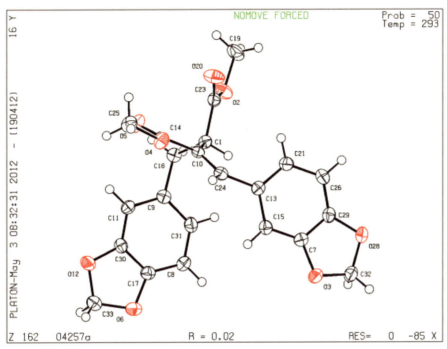

图3-4 X单晶衍射确定化合物7的绝对构型

表3-9 化合物7的 ^{1}H-NMR（400 MHz）和 ^{13}C-NMR（100 MHz）核磁数据

方位	化合物7（in DMSO-d6）	
	δ_H	δ_C
1	—	167.0
2	—	129.3
3	7.55（1H, s）	142.2
4	—	128.7
5	1.78（1H, m）	123.3
6	—	148.0
7	—	147.8
8	6.58（1H, d, J = 8.4 Hz）	108.1
9	6.52（1H, d, J = 1.6 Hz）	108.7
10	6.02（2H, dd, J = 0.8 Hz）	101.8
11	3.73（3H, s）	52.4
1′	—	172.8
2′	4.07（1H, m）	45.2

续上表

方位	化合物7 (in DMSO-d6)	
	δ_H	δ_C
3'	3.24, 2.77 (2H, dd, J = 13.6 Hz)	35.6
4'	—	132.9
5'	6.42 (1H, d, J = 1.6 Hz)	109.6
6'	—	147.4
7'	—	145.9
8'	6.66 (1H, d, J = 8.0 Hz)	108.1
9'	1.29 (3H, s)	122.4
10'	6.36 (1H, dd, J = 1.6, 8.0 Hz)	101.1
11'	3.62 (3H, s)	52.4

化合物8化学结构式：

化合物8：白色粉末。HR-ESI-MS (positive) 给出 m/z 353.1 [M+H]$^+$，m/z 375.1 [M+Na]$^+$推测该化合物分子量为352，结合^{1}H-NMR 和^{13}C-NMR 及高分辨质谱确定化合物的分子式为 $C_{20}H_{16}O_6$，计算其不饱和度为13。

^{1}H-NMR (400 MHz, in DMSO-d6) 谱中显示12组氢信号，结合 HSQC 谱分析，低场区有一组烯氢质子信号 δ 7.49 (1H, s)；两组苯环氢信号 δ 7.07 (1H, d, J = 8.0 Hz)、δ 7.04 (1H, s)、δ 6.87 (1H, d, J = 8.0 Hz)、δ 6.73 (1H, d, J = 8.0 Hz)、δ 6.66 (1H, s)、δ 6.63 (1H, d, J = 8.0 Hz)，且构成 ABX 偶合系统。此外，还含有两组偕氧亚甲基质子信号 δ 6.04 (2H, s) 和 δ 5.93 (2H, s)。在高场区给出一组次甲基质子信号 δ 3.73 (1H, m)。另外，还有两组亚甲基质子信号 δ 4.25 (2H, m)、δ 3.00 (1H, dd, J = 13.6, 4.8 Hz) 和 δ 2.58 (1H, dd, J = 13.6 Hz)。

^{13}C-NMR (100 MHz, in DMSO-d6) 谱共显示20个碳信号，结合 DEPT-135 图

谱显示低场区有 1 个羰基碳信号：δ 172.5；7 个 SP^2 杂化的叔碳信号：δ 137.3、δ 126.1、δ 108.8、δ 108.5、δ 122.1、δ 108.7 和 δ 109.2；7 个 SP^2 杂化的季碳信号：δ 128.2、δ 125.9、δ 148.3、δ 149.2、δ 131.5、δ 146.6、δ 147.9；4 个 SP^3 杂化的仲碳信号：δ 101.7、δ 101.1、δ 69.5 和 δ 37.6；1 个 SP^3 杂化的叔碳信号：δ 39.9。

在 HMBC 谱中，δ 7.49（1H, s）与 δ 172.5、δ 39.9、δ 125.9、δ 108.5 有偶合相关；δ 3.73（1H, m）与 δ 37.6、δ 131.5 有偶合相关，由此推测化合物为 savinin。经文献比对[112]，核磁数据基本一致。^{1}H-NMR 和 ^{13}C-NMR 核磁数据如表 3-10 所示。

表 3-10　化合物 8 的 ^{1}H-NMR（400 MHz）和 ^{13}C-NMR（100 MHz）核磁数据

方位	化合物 8（in DMSO-d6）	
	δ_H	δ_C
1	—	172.5
2	—	128.2
3	7.49（1H, s）	137.3
4	—	125.9
5	6.73（1H, d, J = 8.0 Hz）	108.5
6	—	148.3
7	—	149.2
8	6.87（1H, d, J = 8.0 Hz）	108.8
9	7.07（1H, d, J = 8.0 Hz）	126.1
10	5.93（2H, s）	101.7
1′	4.25（2H, m）	69.5
2′	3.73（1H, m）	39.9
3′	3.00, 2.58（2H, dd, J = 13.6 Hz）	37.6
4′	—	131.5
5′	6.63（1H, d, J = 8.0 Hz）	109.2
6′	—	147.9
7′	—	146.6
8′	7.04（1H, s）	108.7
9′	6.66（1H, s）	122.1
10′	6.04（2H, s）	101.1

化合物 9 化学结构式：

化合物 9：黄色粉末。三氯化铁反应呈阳性，提示为酚酸类化合物；盐酸镁粉反应呈阳性，提示为黄酮类化合物。HR-ESI-MS（positive）给出 m/z 271.0523 [M+H]$^+$ 推测该化合物分子量为 270，结合 ^{1}H-NMR 和 ^{13}C-NMR 及高分辨质谱确定化合物的分子式为 $C_{15}H_{10}O_5$，计算其不饱和度为 11。

该化合物的核磁谱图特征为典型的黄酮类化合物，在 ^{1}H-NMR 谱中低场区，给出 δ 10.316（1H，s）、δ 10.789（1H，s）和 δ 12.950（1H，s）3 组质子信号，为黄酮的 3 个酚羟基，化学位移 δ 6.923（2H，d，J = 8.8 Hz）和 δ 7.916（2H，d，J = 8.8 Hz）的两组苯环质子信号，提示苯环为对称结构。化学位移 δ 6.189（1H，d，J = 2.4 Hz）和 δ 6.475（1H，d，J = 2.0 Hz）的两组信号峰为黄酮 6.8 位的质子信号。在 ^{13}C-NMR 谱中，显示了 13 组碳信号，化学位移 δ 182.18 的为羰基碳信号，δ 99.28 和 δ 94.40 为典型的黄酮 6.8 位的苯环上的碳信号。由此鉴定该化合物为芹黄素/apigenin。经文献比对[113]，核磁信号基本一致。^{1}H-NMR 和 ^{13}C-NMR 核磁数据如下：

^{1}H-NMR（400 MHz，in DMSO-$d6$）：δ 6.189（1H，d，J = 2.4 Hz，H-8）、δ 6.475（1H，d，J = 2.0 Hz，H-6）、δ 6.763（1H，s，H-3）、δ 6.923（2H，d，J = 8.8 Hz，H-3′，H-5′）、δ 7.916（2H，d，J = 8.8 Hz，H-2′，H-6′）、δ 10.316′1H，s，H-4(OH)、δ 10.789（1H，s，H-7OH）、δ 12.950（1H，s，H-5OH）。

^{13}C-NMR（100 MHz，in DMSO-$d6$）：δ 182.18（C-4）、δ 164.57（C-7）、δ 164.19（C-5）、δ 161.90（C-2）、δ 161.61（C-9）、δ 157.76（C-4′）、δ 128.90（C-2′，C-6′）、δ 121.64（C-1′）、δ 116.40（C-3′，C-5′）、δ 104.15（C-10）、δ 103.30（C-3）、δ 99.28（C-6）、δ 94.40（C-8）。

化合物 10 化学结构式：

化合物 10：棕色油状物。HR-ESI-MS（positive）给出 m/z 391.2076 [M+H]$^+$，m/z 413.1966 [M+Na]$^+$，以及 m/z 803.4293 [2M+Na]$^+$ 推测该化合物分子量为 390，结合 ^{1}H-NMR 和 ^{13}C-NMR 及高分辨质谱确定化合物的分子式为 $C_{24}H_{38}O_4$，计算其不饱和度为 6。

^{1}H-NMR（400 MHz, in CDCl$_3$）谱中给出 10 组氢信号，结合 HSQC 谱分析，低场区 δ 7.70（2H, m）和 δ 7.53（2H, m）为邻二取代的芳环质子，δ 4.22（4H, m）为一连氧亚甲基质子，其他高场质子信号为 SP^3 杂化碳上的质子信号。

^{13}C-NMR（100 MHz, in CDCl$_3$）谱共显示 12 个碳信号，结合 DEPT-135 图谱显示低场区有 1 个羰基碳信号（δ 167.7）和 1 个 SP^2 杂化的季碳信号（δ 132.4）。在高场区有 1 个次甲基碳信号（δ 38.7），5 个亚甲基碳信号（δ 68.1、δ 30.3、δ 28.8、δ 23.7 和 δ 22.9）和 2 个甲基碳信号（δ 13.9 和 δ 10.9）。其中，δ 68.1 亚甲基碳信号的为连氧仲碳。

HMBC 谱中 δ_H 7.70 与羰基碳 δ_1 67.7、苯环上的 SP^2 碳 δ 130.8 相关；δ_H 4.22 与羰基碳 δ 167.7，次甲基碳 δ 38.7，以及亚甲基碳 δ 30.3 和 δ 23.7 相关。结合 H-H COSY 谱和 HSQC 谱推测含有苯甲酸酯的结构片段。该化合物的分子式为 $C_{24}H_{38}O_4$，不饱和度为 6，说明该化合物为对称结构。据此化合物 10 鉴定为 Bis（2-ethyl-hexyl）phthalate。与文献比对[114]，核磁数据一致。^{1}H-NMR 和 ^{13}C-NMR 核磁数据如表 3-11 所示。

表 3-11 化合物 10 的 ^{1}H-NMR（400 MHz）和 ^{13}C-NMR（100 MHz）核磁数据

方位	化合物 10（in CDCl3）	
	δ_H	δ_C
1	—	167.7
2	—	132.4
3	7.70（2H, m）	128.7
4	7.53（2H, m）	130.8

续上表

方位	化合物 10 (in CDCl3)	
	δ_H	δ_C
5	4.22 (4H, m)	68.1
6	1.65 (2H, m)	38.7
7	1.32 (1.26 (4H, m)	30.3
8	1.32 (1.26 (4H, m)	28.8
9	1.52 (1.42 (4H, m)	23.7
10	0.914 (0.923 (3H, m)	13.9
11	1.52 (1.42 (4H, m)	23.7
12	0.914 (0.923 (3H, m)	10.9

化合物 11 化学结构式：

化合物 11：无色油状液体。溴甲酚绿显色为黄色斑点，提示为有机酸类化合物。HR-ESI-MS (positive) 给出 m/z 277.1749 [M + H − H$_2$O]$^+$ 和 m/z 317.1922 [M + Na]$^+$ 推测该化合物分子量为 294，结合 ^{1}H-NMR 和 ^{13}C-NMR 及高分辨质谱确定化合物的分子式为 C$_{18}$H$_{30}$O$_3$，计算其不饱和度为 4。

^{1}H-NMR (400 MHz, in MeOD) 谱中给出 11 组氢信号，结合 HSQC 谱分析，低场区出现 4 组烯氢质子信号：δ 6.50 (1H, dd, J = 14.8, 11.6 Hz)、δ 5.96 (1H, t, J = 10.08 Hz)、δ 5.63 (1H, dd, J = 15.2, 6.4 Hz) 和 δ 5.33～5.50 (4H, m)。高场区出现 7 组质子信号，其中 δ 4.12 (1H, q, J = 6.4 Hz) 为连氧次甲基质子信号，δ 0.959 (3H, t) 为甲基质子信号，其余高场质子信号为仲碳上的质子信号。

^{13}C-NMR (100 MHz, in MeOD) 谱共显示 18 个碳信号，结合 DEPT-135 图谱显示低场区有 1 个羧基碳信号 (δ 181.0) 和 6 个 SP^2 杂化的烯碳信号 (δ 136.68、δ 134.57、δ 133.06、δ 129.31、δ 126.66、δ 125.55)。在高场区有 1 个连氧次甲基碳信号 (δ 73.26)，9 个亚甲基碳信号 (δ 36.27、δ 30.69、δ 30.28～δ 30.11、

δ 28.59 和 δ 21.67),以及 1 个甲基碳信号 (δ 14.51)。

HMBC 谱中 δ_H 6.50 与烯碳 (δ_1 33.06、δ_1 129.31) 及连氧次甲基碳 δ 73.26 相关;δ_H 5.96 与烯碳 δ_1 136.68、亚甲基碳 δ 28.59 相关。结合 H-H COSY 谱和 HSQC 谱推测含有共轭烯烃的结构片段。由于第 9、10 位质子偶合常数为 11.6,说明双键的偶合方式为顺式偶合;第 11、12 位烯氢质子偶合常数为 14.8,说明此双键的构型为反式偶合;第 15、16 位质子偶合常数为 11.6,说明该双键为顺式偶合。通过上述分析并结合化合物的分子式为 $C_{24}H_{38}O_4$ 和不饱和度,鉴定化合物 11 为 (9Z, 11E, 15Z)-13-hydroxyoctadeca-9, 11, 15-trienoic acid。与文献比对[115],核磁数据一致。经 SciFinder 检索,该化合物为首次从柏子仁中分离得到。^{1}H-NMR 和 ^{13}C-NMR 核磁数据如表 3-12 所示。

表 3-12 化合物 11 的 ^{1}H-NMR (400 MHz) 和 ^{13}C-NMR (100 MHz) 核磁数据

方位	化合物 11 (in MeOD)	
	δ_H	δ_C
1	—	181.0
2	2.28 (4H, m)	36.27
3	1.60 (4H, m)	30.11
4	1.34 (12H, m)	30.11~30.28
5	1.34 (12H, m)	30.11~30.28
6	1.34 (12H, m)	30.11~30.28
7	1.34 (12H, m)	30.28
8	2.20 (2H, m)	28.59
9	5.33~5.50 (4H, m)	133.06
10	5.96 (1H, t, J = 10.08 Hz)	129.31
11	6.50 (1H, dd, J = 14.8, 11.6 Hz)	126.66
12	5.63 (1H, dd, J = 15.2, 6.4 Hz)	136.68
13	4.12 (1H, q, J = 6.4 Hz)	73.26
14	2.28 (4H, m)	36.27
15	5.33~5.50 (4H, m)	125.55
16	5.33~5.50 (4H, m)	134.57
17	2.05 (2H, t)	21.67
18	0.959 (3H, t)	14.51

化合物 12 化学结构式：

化合物 12：无色油状液体。溴甲酚绿显色为黄色斑点，提示为有机酸类化合物。HR-ESI-MS（positive）给出 m/z 317.2400 [M + H]$^+$、m/z 339.2397 [M + Na]$^+$、m/z 633.4768 [2M + H]$^+$，推测该化合物分子量为 316，结合 ^{1}H-NMR 和 ^{13}C-NMR 及高分辨质谱确定化合物的分子式为 $C_{18}H_{36}O_4$，计算其不饱和度为 1。在高分辨质谱中给出 m/z 299.2391 [M + H − H$_2$O]$^+$ 和 m/z 281.2191 [M + H − 2H$_2$O]$^+$ 碎片信息，提示该化合物结构中含有两个羟基。

^{1}H-NMR 和 ^{13}C-NMR 谱中没有观察到烯氢质子和烯碳信号，提示该化合物为饱和并含两个羟基的脂肪酸类成分，从合成途径分析，该化合物可能为亚油酸的前体物，经脱水反应生成亚油酸，因此推测化合物 12 为 10,13-dihydroxyoctadecanoic acid。与文献比对[116]，核磁数据基本一致。经 SciFinder 检索，该化合物为首次从柏子仁中分离得到。^{1}H-NMR 和 ^{13}C-NMR 核磁数据归属如下：

^{1}H-NMR (400 MHz, in MeOD)：δ 2.12 (2H, m, H2)、δ 1.61 (2H, m, H3)、δ 1.25 (12H, m, H4 − H9)、δ 3.56 (4H, m, H10、H13)、δ 1.41 (4H, m, H11 − H12)、δ 1.41 (2H, m, H14)、δ 1.25 (4H, m, H15 − H16)、δ 1.34 (2H, m, H17)、δ 0.93 (3H, m, H18)。

^{13}C-NMR (100 MHz, in MeOD)：δ 173.6 (C − 1)、δ 33.8 (C − 2)、δ 25.1 (C − 3)、δ 28.7 (C4 − C7)、δ 25.1 (C − 8)、δ 37.0 (C − 9)、δ 75.3 (C − 10)、δ 29.3 (C − 11)、δ 29.0 (C − 12)、δ 37.0 (C − 9)、δ 75.3 (C − 13)、δ 34.9 (C − 14)、δ 25.2 (C − 15)、δ 30.1 (C − 16)、δ 22.2 (C − 17)、δ 13.0 (C − 18)。

化合物 13 化学结构式：

化合物 13：无色油状液体。溴甲酚绿显色为黄色斑点，提示为有机酸类化合物。HR-ESI-MS（positive）给出 m/z 353.2614 [M + H − H$_2$O]$^+$、m/z 393.2609 [M + Na]$^+$、推测该化合物分子量为 370，结合 ^{1}H-NMR 和 ^{13}C-NMR 及高分辨质谱确定化合物的分子式为 $C_{23}H_{46}O_3$，计算其不饱和度为 1。在高分辨质谱中给出 353.2614 [M + H − H$_2$O]$^+$ 碎片信息，提示该化合物结构中含有一个羟基。

^{1}H-NMR 和 ^{13}C-NMR 谱中没有观察到烯氢质子和烯碳信号,提示该化合物为饱和并含一个羟基的脂肪酸类成分,对比该化合物与化合物 12 核磁图谱,两者具有相似的核磁特征信号,结合文献比对[117],鉴定该化合物为 2-hydroxytricosanoic acid。

化合物 14 化学结构式:

化合物 14:无色油状液体。溴甲酚绿显色为黄色斑点,提示为有机酸类化合物。HR-ESI-MS (positive) 给出 m/z 279.2 [M+H]$^+$ 推测该化合物分子量为 278,结合 ^{1}H-NMR 和 ^{13}C-NMR 及高分辨质谱确定化合物的分子式为 $C_{18}H_{30}O_2$,计算其不饱和度为 4。

^{1}H-NMR 和 ^{13}C-NMR 谱中观察到 δ 11.92 的活泼氢及 δ 174.3 的羧基碳信号,提示化合物含有羧酸基团,另外氢谱和碳谱分别给出 3 组烯氢质子和 SP^2 杂化碳信号,提示该化合物为不饱和脂肪酸类成分,结合文献比对[118],鉴定该化合物为 linolenic acid。主要信号峰的 ^{1}H-NMR 和 ^{13}C-NMR 核磁数据如下:

^{1}H-NMR (400 MHz, in DMSO-d6):δ 11.92 (1H, s, -COOH)、δ 5.32 (4H, m, =CH)、δ 2.77 (2H, t, J = 6 Hz, -CH$_2$-)、δ 2.02 (2H, q, J = 8 Hz, -CH$_2$-CH$_3$)。^{13}C-NMR (100 MHz, in DMSO-d6):δ 174.3 (C-1)、δ 131.4 (C-16)、δ 129.8 (C-9)、δ 127.8 (C12-C13)、δ 127.5 (C-14)、δ 126.9 (C-10)、δ 14.0 (C-18)、δ 19.9 (C-17)。

化合物 15 化学结构式:

化合物 15:无色油状液体。溴甲酚绿显色为黄色斑点,提示为有机酸类化合物。HR-ESI-MS (positive) 给出 m/z 255.2 [M+H]$^+$ 推测该化合物分子量为 254,结合 ^{1}H-NMR 和 ^{13}C-NMR 及高分辨质谱确定化合物的分子式为 $C_{16}H_{30}O_2$,计算其不饱和度为 2。

该化合物的氢谱和碳谱与化合物 14 基本类似,^{1}H-NMR 和 ^{13}C-NMR 谱中观察到

δ 11.92 的活泼氢及 δ 174.3 的羧基碳信号,提示化合物含有羧酸基团。不同的是该化合物氢谱和碳谱只给出一组烯氢质子和 SP^2 杂化碳信号,提示该化合物为含有一个双键的不饱和脂肪酸类化合物,结合文献比对[119],鉴定该化合物 palmitoleic acid。

主要信号峰的 ^{1}H-NMR 和 ^{13}C-NMR 核磁数据为,^{1}H-NMR (400 MHz, in DMSO-$d6$):δ 11.92 (1H, s, —COOH)、δ 5.33 (2H, m, =CH)、δ 2.01 (2H, q, $J=8$ Hz, -CH$_2$-CH$_3$)。^{13}C-NMR (100 MHz, in DMSO-$d6$) δ 174.3 (C-1)、δ 129.6 (C-9)、δ 126.7 (C-10)、δ 21.9 (C-17)、δ 13.8 (C-18)。

第五节 单体化合物活性评价

【实验材料】

(一) 样品

活性测试样品为柏子仁有效部位分离得到的主要单体化合物。

线虫品系为转基因秀丽隐杆线虫 *C. elegans* CL4176,购于 Caenorhabditis Geneties Center (CGC),由中山大学第一附属医院神经科提供。

(二) 试剂

二甲基亚砜 (DMSO, Sigma, USA)、酵母提取物 (AbChem USA)、蛋白胨、6 cm 培养板、96 孔板 (Corning, USA),其他试剂均为国产分析纯试剂。

(三) 仪器

HVE-50 高温高压蒸汽灭菌锅 (HIRAYAMA 公司,日本);SWB 5050 电热水浴恒温箱 (上海跃进医疗器械厂,中国);超纯水系统 (Millipore 公司,美国);多功能变焦显微镜 (AZ100, Nikon 公司,日本);体视显微镜 (SMZ800, Nikon 公司,日本);CO_2 培养箱 (Forma Series3111,美国 Thermo);电热恒温水浴锅 (HSW24 型,上海一恒科技有限公司);电子天平 (最小称量 0.1 mg, Thermo Drian);超净工作台 (苏净集团安泰公司)。

【实验部分】

培养基 (NGM) 的配制,线虫喂养、传代及同步化以及 AD 线虫瘫痪实验,所用方法与本章第三节相同。

【实验结果】

分离得到的主要单体化合物对 Aβ 诱导 CL4176 线虫瘫痪及寿命延长的作用如表 3-13、图 3-5 所示。

表 3-13 柏子仁主要单体化合物对 CL4176 线虫平均寿命延长的作用

Group	Mean lifespan/h	N (amount)	P value	Extension/%
空白对照组	40.69 ± 0.29	46	—	—
石杉碱甲	43.81 ± 0.48**	52	0.000	7.67
Comp. 1	43.05 ± 0.51**	51	0.004	5.80
Comp. 2	42.49 ± 0.27*	45	0.016	4.42
Comp. 3	42.45 ± 0.59*	44	0.013	4.33
Comp. 4	43.02 ± 0.53**	45	0.003	5.73
Comp. 6	42.83 ± 0.52**	46	0.004	5.26
Comp. 7	40.78 ± 0.49	47	>0.1	0.22
Comp. 8	40.29 ± 0.45	48	>0.1	-0.98
Comp. 9	42.16 ± 0.53*	49	0.040	3.61
Comp. 10	43.88 ± 0.49*	51	0.020	7.84
Comp. 11	43.57 ± 0.48**	51	0.000	7.08
Comp. 14	43.17 ± 0.29**	63	0.000	6.09

注：*表示与空白对照组相比 $P<0.05$，**表示与空白对照组相比 $P<0.01$。

结果表明：与空白对照组相比，二萜类化合物（Comp.1～Comp.6）均表现出显著的抗 CL4176 线虫瘫痪的活性，其中化合物 1 和化合物 4 活性较强（$P<0.01$），AD 线虫平均寿命延长了 5.8%。

此外，脂肪酸类化合物（Comp.10～Comp.14）和黄酮类（Comp.9）也都表现出明显的抗 AD 线虫瘫痪的活性，其中化合物 10 AD 线虫平均寿命延长了 7.8%。而木质素类化合物（Comp.7～Comp.8）则无显著抗 AD 线虫瘫痪的活性。

采用 Aβ 诱导的 AD 线虫模型对上述化合物进行活性评价，由结果可以看出：二萜类和脂肪酸类成分均能够显著抵抗 Aβ 诱导的 CL4176 线虫的瘫痪，延长线虫寿命，其中化合物 1、化合物 4、化合物 10、化合物 14 活性显著，说明二萜类化合物和脂肪酸类化合物是柏子仁抗 AD 作用的主要物质基础。

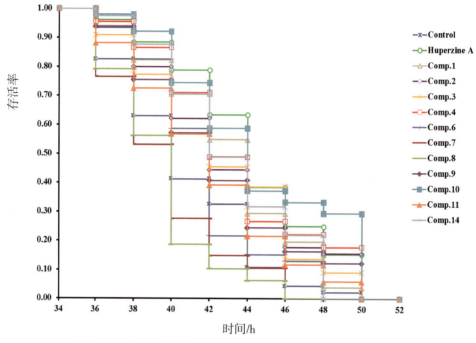

图 3-5 柏子仁单体化合物对 Aβ 诱导 CL4176 线虫瘫痪的作用

第六节 本章小结

一、活性指导的追踪分离

基于转基因 AD 线虫活性筛选模型,我们利用多种色谱手段对柏子仁有效部位及其活性馏分进行了追踪分离,共得到 15 个化合物,包括 6 个二萜类化合物、2 个木质素类化合物、6 个脂肪酸类化合物和 1 个黄酮类化合物。其中,化合物 7、化合物 8、化合物 11、化合物 12 为首次从柏子仁中分离得到。

二、单体化合物的结构鉴定

柏子仁有效部位富含二萜类成分,我们对其进行结构鉴定时总结了一些解析规律。半日花烷型二萜类化合物的结构骨架含有两个 A、B 环,且为反式稠合,侧链一般为6个碳的开链或环状结构。C17位为末端基双键的二萜，其烯氢质子化学位移在$\delta 4.8 \sim \delta 4.9$和$\delta 4.6 \sim \delta 4.3$处出现宽单峰。此外，甲基碳的信号峰总是在高场出现，且C20位的甲基由于屏蔽作用较大，一般化学位移在$\delta 12.0 \sim \delta 15.0$，而C18位的甲基相对处于低场，化学位移一般在$\delta 21.0 \sim \delta 28.0$。此规律对于二萜类化合物的结构研究具有一定的指导意义。此外，我们也利用X-射线衍射法，首次确定了木质素类化合物7的C2′位的立体构型（R）。

三、单体化合物抗AD线虫活性评价

在对单体化合物进行活性评价时，我们发现抗AD线虫的活性物质来自二萜类化合物和脂肪酸类化合物，这两类成分能够显著抵抗Aβ诱导的CL4176线虫的瘫痪，延长线虫的寿命。

综上所述，通过对柏子仁有效部位进行活性指导的追踪分离、结构鉴定和单体化合物抗AD线虫的活性评价，我们确定二萜类化合物和脂肪酸类化合物是柏子仁抗AD的主要活性成分。本章研究也为下一步靶点虚拟筛选和靶点验证提供了基础，从而获得有效、作用靶点明确的抗老年痴呆先导化合物。

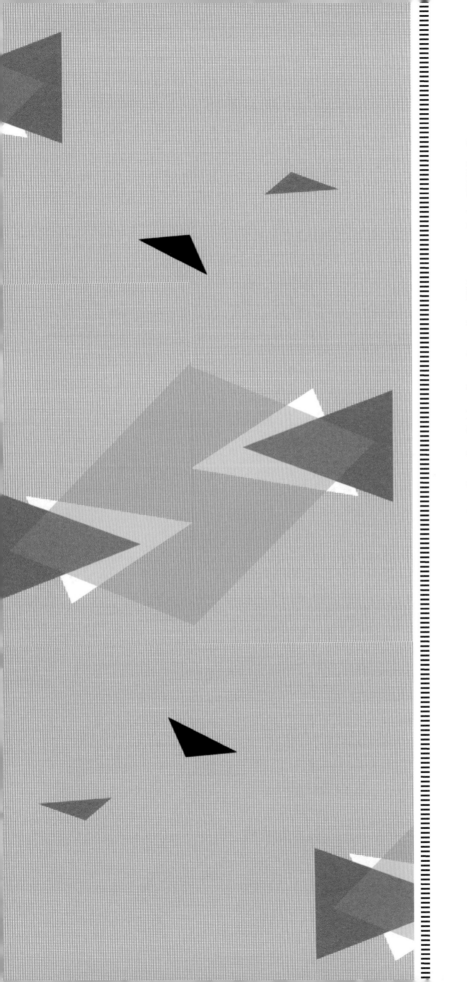

第四章 柏子仁有效部位抗AD靶点预测和验证

第一节 概 述

基于构建的云计算化学基因组 AD 靶点筛选平台，我们对柏子仁抗 AD 的活性成分二萜类化合物和脂肪酸类化合物进一步采用 AD 靶点筛选技术，以快速预测其作用靶标。针对预测结果，在细胞水平上进行靶点验证，得到有效、作用靶点明确的抗老年痴呆活性物质，揭示柏子仁有效部位抗老年痴呆的作用机制。

第二节 柏子仁有效部位抗 AD 靶点预测

为了全面预测柏子仁有效部位抗 AD 的作用靶点，我们在分离得到单体化合物的基础上，也整理了文献报道的柏子仁其他二萜类化合物和脂肪酸类化合物的结构（见附录Ⅱ中的附表1），进行靶点的综合预测，通过构建化合物–靶点网络分析图，找到有效成分共有的作用靶点。

【研究方法】

（一）靶点预测

采用高通量对接 HTDocking（http://www.cbligand.org/AD/docking_search.php）预测柏子仁中二萜类化合物的作用靶点。具体步骤如下：

（1）将柏子仁有效成分的化学结构转换成 SMILES 格式，分别提交至 HTDocking 服务器上。

（2）HTDocking 服务器在后台自动进行对接实验，并将靶点的预测结果按分数高低进行排序。在结果列表中显示预测靶点的 PDB_ID、靶点名称及对接分数信息，保存每个化合物靶点预测结果的网页链接，便于进行数据处理和分析。

（3）选取对接分数排在前5%的靶点作为化合物预测的靶点，利用分子网络软件 Cytoscape 2.8 构建化合物–靶点相互作用的网络分析图，统计分析每个化合物预测的前 5 名主要靶点。

(二) 预测靶标的对接分析及相互作用

为了进一步评价预测靶点的作用强度和关键氨基酸结合位点,我们利用 SYBYL-X1.3 软件做进一步对接分析,采用的研究策略和对接方法如下:

(1) 从 PDB 数据库中下载相应靶点的三维结构。利用靶蛋白晶体中共结晶的配体小分子化合物(co-crystal ligand)进行自身对接实验,比较对接前后配体分子构象的差别,验证对接方法的可靠性。

(2) 对二萜类化合物的构象能量最低化后,进行靶点对接实验,分析关键氨基酸残基结合位点和作用强度,推测可能的作用机制。

(3) 对接模式采用 Surflex-Dock GeomX(SFXC)超高精度模式,结合口袋为基于配体模型的生成方式 based on ligand model,其他参数为默认参数。

【研究结果】

(一) 柏子仁有效部位二萜类化合物的靶点预测

柏子仁中二萜类化合物 AD 靶点预测结果如表 4-1 所示。为了进一步分析这些二萜类化合物与预测靶点的作用关系,我们构建了一个具有 66 个节点(37 个化合物,29 个靶点)和 185 条边的化合物-靶点相互作用网络图(图 4-1),并统计了与二萜类化合物作用关系最多的前 5 个 AD 靶点。

预测结果表明,柏子仁中的二萜类成分有超过一半以上作用在以下 5 个 AD 靶点:①促分裂原活化蛋白激酶 MAPK14;②乙酰胆碱酯酶 AChE;③β-分泌酶 BACE1;④过氧化物酶体增殖物活化受体 PPARγ;⑤α-突触核受体(α-synuclein)。

表 4-1 柏子仁二萜类成分的 AD 靶点预测

Comp.	Top1	Score	Top2	Score	Top3	Score	Top4	Score	Top5	Score
1	MAPK14	5.70	PPARg	5.56	AChE	5.26	CHRM2	4.93	BACE1	4.79
2	NOS1	5.12	CHRM2	4.55	MAPK14	4.43	PPARg	4.40	CES1	3.74
3	SYUA	5.87	BACE1	5.14	PYK	5.00	AChE	4.89	PPARg	4.78
4	AChE	5.10	MAPK14	4.70	PYK	4.55	CHRM2	4.32	CASP3	4.27
5	PDE5A	5.78	AChE	5.74	SYUA	5.54	MAPK14	4.95	SMPD2	4.71
6	RAGE	5.15	NOS2	4.43	AChE	4.26	MAPK14	4.14	SYUA	4.13
7	MAPK14	4.78	PPARg	4.52	PDE9A	4.20	NOS2	4.14	NOS1	4.00
8	NOS1	6.57	SYUA	4.94	BACE1	4.82	MAPK14	4.51	ADRB2	4.37
9	SYUA	4.53	AChE	4.51	MAPK14	4.48	GSK3B	4.34	BACE1	4.22

续上表

Comp.	Top1	Score	Top2	Score	Top3	Score	Top4	Score	Top5	Score
10	MAPK14	6.06	SYUA	5.31	PPARg	4.94	BACE1	4.85	AChE	4.27
11	MAPK14	5.75	RAGE	4.67	NOS2	3.92	BACE1	3.87	SYUA	3.82
12	MAPK14	5.70	PPARg	5.56	AChE	5.26	CHRM2	4.93	BACE1	4.79
13	MAPK14	5.47	AMPAR	4.04	BACE1	3.68	PPARg	3.63	CASP6	3.54
14	MAPK14	5.82	CES1	4.74	AChE	4.51	PDE4B	4.48	BACE1	4.43
15	AChE	5.77	BACE1	5.24	MAPK14	4.92	CASP3	4.63	SYUA	4.08
16	MAPK14	4.85	RAGE	4.01	PPARg	3.68	SYUA	3.26	AChE	2.89
17	MAPK14	5.69	PPARg	4.53	AChE	4.13	BACE1	3.97	CASP3	3.91
18	ADRB2	4.84	PPARg	4.54	CASP6	4.14	CHRM2	4.07	BCHE	4.05
19	PDE4D	6.44	PDE4B	5.74	SYUA	5.54	PDE4A	5.39	GSK3B	5.28
20	SYUA	5.72	GSK3B	5.28	PDE4D	5.03	BACE1	4.92	MAPK14	4.89
21	AChE	5.84	MAPK14	5.55	BACE1	5.44	PPARg	4.87	PDE2A	4.72
22	ADRB2	5.94	AChE	5.82	BACE1	5.71	PDE4B	5.60	PPARg	5.53
23	PDE2A	5.95	PPARg	5.7	SYUA	5.57	MAPK14	5.49	NMDA2D	5.39
24	PDE5A	5.84	PDE9A	5.54	MAPK14	5.25	PDE4B	4.98	AChE	4.95
25	AChE	6.15	SYUA	5.92	PPARg	5.42	MAPK14	5.04	PDE5A	4.96
26	AChE	6.55	SYUA	5.66	PYK	5.59	MAPK14	5.18	BACE1	5.09
27	MAPK14	4.00	GSK3B	3.64	BACE1	2.97	MAO-B	2.92	CASP6	2.79
28	SYUA	4.85	AChE	4.36	MAPK14	4.19	NMDA2D	4.01	SMPD2	3.98
29	AA2AR	4.37	GSK3B	3.99	AChE	3.90	BACE1	3.86	PDE9A	3.82
30	HMGCR	4.13	AChE	4.00	BACE1	3.92	BCHE	3.69	AMPAR	3.66
31	AChE	4.11	SYUA	3.96	BCHE	3.70	ACHA7	3.62	MAPK14	3.57
32	PPARg	6.50	SYUA	5.87	AChE	5.68	PDE5A	5.68	PDE9A	5.67
33	AChE	6.16	PPARg	6.07	MAPK14	5.84	GSK3B	5.73	PDE4D	5.60
34	AChE	3.54	MAPK14	3.08	BCHE	2.64	ADRB2	2.38	CES1	2.12
35	GSK3B	3.19	BCHE	3.02	AChE	2.84	BACE1	2.62	RAGE	2.49
36	MAPK14	5.46	PDE4B	4.42	BACE1	4.40	ADRB2	4.21	PPARg	4.15
37	MAPK14	4.02	CES1	3.68	AChE	3.50	BACE1	3.23	PYK	3.03

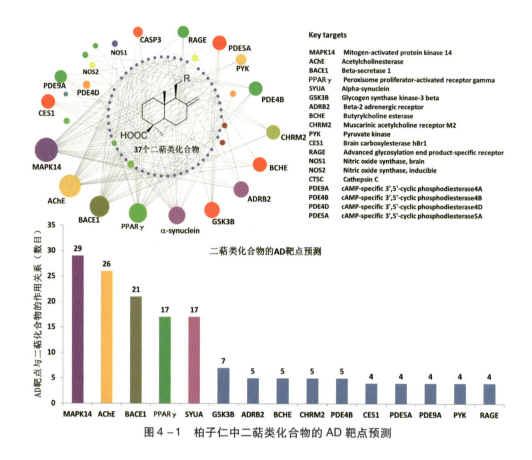

图 4-1　柏子仁中二萜类化合物的 AD 靶点预测

（二）柏子仁有效部位不饱和脂肪酸类化合物的靶点预测

柏子仁中不饱和脂肪酸类化合物的 AD 靶点预测结果如表 4-2 所示，用上述相同的方法我们统计了与不饱和脂肪类化合物作用关系最多的前 6 个 AD 靶点。

表 4-2　柏子仁不饱和脂肪酸类成分的 AD 靶点预测

Comp.	Top 1	Score	Top2	Score	Top3	Score	Top4	Score	Top5	Score
40	MAO-B	10.48	PYK	9.23	BACE1	9.14	MAPK14	9.14	PPARg	9.06
41	MAO-B	9.05	PPARg	8.80	PDE5A	8.26	MAPK14	8.22	NMDR1	7.91
42	MAO-B	9.30	PPARg	9.25	ALOX12	9.11	BACE1	8.82	NOS2	8.74
43	COX-2	11.04	MAO-B	10.55	PPARg	10.31	AChE	10.13	MAPK14	10.02
44	MAO-B	10.57	AChE	9.66	PPARg	9.21	MAPK14	9.01	COX-2	8.85
45	MAO-B	10.25	AChE	10.16	COX-2	10.06	PPARg	9.29	MAPK14	9.19
46	MAO-B	10.05	BACE1	9.54	MAPK14	9.46	GSK3B	9.11	PPARg	9.03
47	MAO-B	10.10	PPARg	9.54	COX-2	9.53	PDE5A	9.03	MAPK14	9.03

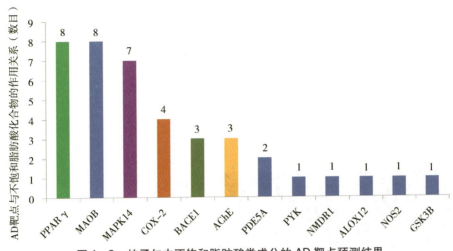

图4-2 柏子仁中不饱和脂肪酸类成分的AD靶点预测结果

预测结果显示（图4-2）：不饱和脂肪酸类化合物主要预测的AD靶点为：①过氧化物酶体增殖物活化受体PPARγ；②单胺氧化酶B（MAO-B）；③促分裂原活化蛋白激酶MAPK14；④环氧化酶-2（COX-2）；⑤乙酰胆碱酯酶AChE；⑥β-分泌酶BACE1。

对比不饱和脂肪酸和二萜类化合物的预测结果，我们不难发现：PPARγ、MAPK14、BACE1和AChE是这两类化合物的共有靶点，这些靶标是AD信号通路和发病机制中的关键靶标，直接参与调控Aβ的产生、神经炎症、Tau蛋白的磷酸化和神经递质的释放。由于不饱和脂肪酸类化合物分子柔性结构的特点，对接分数往往较高，与实际靶点结合作用强度相差较大。因此，我们重点考察柏子仁中的二萜类化合物对上述4个共有靶点的作用强度和关键氨基酸结合位点。

（三）二萜类化合物与预测靶标的对接分析及结合模式

1. 针对PPARγ靶点的对接分析

为了验证对接方法的准确性，我们首先利用PPARγ靶蛋白晶体（PDB ID：2OM9）共结晶的配体小分子化合物（co-crystal ligand）进行自身对接实验，如图4-3（A）所示，结果显示对接后的小分子配体的构型能够很好地重现晶体中实际小分子的构象，说明此对接方法准确可靠。

在此基础上，我们对上述37个二萜类化合物与PPARγ靶点进行了对接分析，如图4-3（B）所示。结果显示，二萜类化合物与PPARγ靶点具有很强的结合作用。其中，二萜类化合物No.29、No.8和No.3的对接分数较高，分别为9.25、8.95和8.70。其相互作用的氨基酸残基（key residues）为LYS265和HIS266。比较PPARγ蛋白中的配体小分子和二萜化合物的对接结果发现，两者作用在相同的结合口袋，其共有氨基酸残基为 LYS265，并且两个小分子的结合作用强度相似。

研究表明：PPARγ 参与 β 分泌酶和神经炎症反应的调节，PPARγ 蛋白过表达能够降低 β 分泌酶的基因转录并减少细胞内 Aβ 的产生，阻止 AD 引起的大鼠神经衰退，维持学习和记忆功能。此外，PPARγ 的激动剂能减少小胶质细胞和星形胶质细胞在炎症条件下的神经毒性，从而改善 AD 患者的认知功能。在对接实验中，柏子仁中的二萜类成分显示了与 PPARγ 较强的相互作用，推测二萜类化合物可能具有激活 PPARγ 的活性，增加与 BACE1 启动子相应位点的结合，从而抑制 BACE1 的转录和翻译，降低其对 APP 酶切的活性，最终减少 Aβ 的生成。

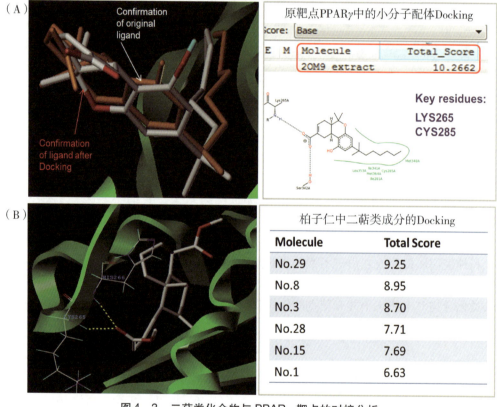

图 4-3 二萜类化合物与 PPARγ 靶点的对接分析

2. 针对 MAPK14 靶点的对接分析

我们对 MAPK14 靶蛋白晶体（PDB ID：3ZSH）共结晶的配体小分子化合物（co-crystal ligand）进行自身对接实验，如图 4-4（A）所示。结果表明：对接后的小分子配体的构型能够很好地重现晶体中实际小分子的构象，并且对接分数（10.08）与实验测定值（IC_{50}：9～96 nmol/L）具有较好的相关性，说明该对接方法准确可靠。

在此基础上，我们对上述 37 个二萜类化合物与 MAPK14 靶点进行了对接分析，如图 4-4（B）所示，结果表明：二萜类化合物与 MAPK14 靶点具有很强的结合作用（其中 Compound 3 的对接分数为 10.19），其相互作用的氨基酸残基（key residues）为 HIS 107、GLY110、MET109 和 GLU71。对比二萜化合物和 MAPK14 酶抑

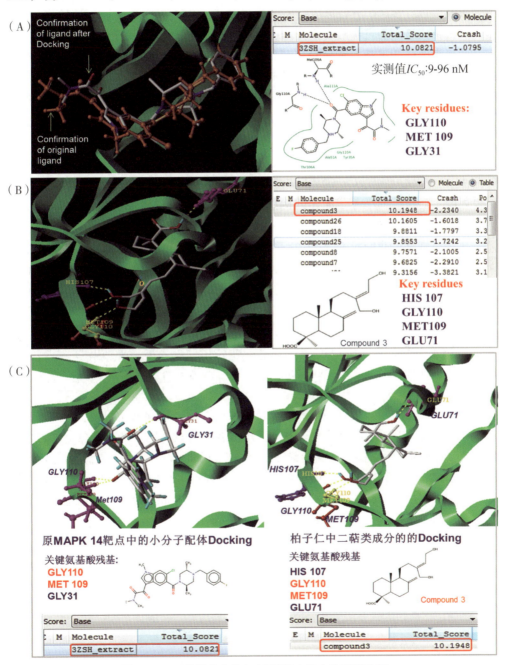

图 4-4　二萜类化合物与 MAPK14 靶点的对接分析

制剂配体小分子的对接结果，如图 4-4（C）所示，我们发现两者作用在相同的结合口袋 Binding pocket 具有相似的结合位点，其共有氨基酸残基为 GLY110 和 MET109，并且两个小分子的结合作用强度相当（对接分数均为 10.1）。推测二萜类化合物具有较强抑制 MAPK14 蛋白的作用。

研究发现：在 AD 患者神经胶质细胞和神经元内，存在与炎症相关的 MAPK14 蛋白酶，该酶被激活可导致炎症反应，使神经元损伤和凋亡。此外，它还参与 Tau 蛋白的异常磷酸化过程，加速神经纤维缠结的产生[120]。因此，柏子仁中的二萜类成分可能通过抑制 MAPK14 蛋白酶从而减少脑组织中小胶质细胞和星形胶质细胞的激活，抑制炎症因子 IL-6 和 IL-1 的产生和释放，最终防止和修复神经元的损伤。

3. 针对 AChE 靶点的对接分析

采用上述的相同方法，我们先利用 AChE 靶蛋白晶体（PDB ID：4A23）共结晶的配体小分子化合物（co-crystal ligand）进行自身对接实验，如图 4-5（A）所示。结果表明：对接后的小分子配体的构型能够很好地重现晶体中实际小分子的构象，验证此对接方法准确可靠。

在此基础上，我们对上述 37 个二萜类化合物与 AChE 靶点进行了对接分析，如图 4-5（B）所示。结果显示，二萜类化合物与 AChE 靶点具有较强的结合作用（其中 No.14 化合物的对接分数为 9.25），其相互作用的氨基酸残基（key residues）为 GLU202、SER203、SER125、TRY124 和 ASP74。比较 AChE 酶抑制剂配体小分子和二萜化合物的对接结果发现，两者作用在相同的结合口袋，具有相似的结合位点，其共有氨基酸残基为 TYR124，并且二萜类化合物显示了更强的与 AChE 靶点结合的作用（对接分数为 9.2）。推测二萜类化合物具有较强抑制乙酰胆碱酯酶的作用。

神经递质乙酰胆碱是脑中重要的化学物质，对信号传导和学习记忆起着重要作用。在 AD 患者中，乙酰胆碱的缺失与认知功能障碍具有明显的相关性，乙酰胆碱酯酶 AChE 负责催化乙酰胆碱的裂解，导致乙酰胆碱的减少，神经信号传导降低[9]。目前，对 AD 治疗的上市药物主要是通过抑制 AChE 来提高乙酰胆碱水平。因此，柏子仁中的二萜类成分可能通过抑制 AChE，从而改善、提高了记忆和认知功能，这与柏子仁具有益智功效一致。

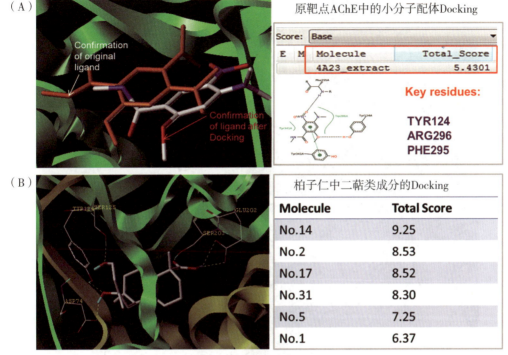

图4-5 二萜类化合物与 AChE 靶点的对接分析

4. 针对 BACE1 靶点的对接分析

我们先对 BACE1 靶蛋白晶体（PDB ID：4B1C）共结晶的配体小分子化合物（co-crystal ligand）进行自身对接实验，如图4-6（A）所示。结果显示：对接后的小分子配体的构型能够很好地重现晶体中实际小分子的构象，验证此对接方法准确可靠。

在此基础上，我们对上述37个二萜类化合物与 BACE1 靶点进行了对接分析，如图4-6（B）所示。结果显示：二萜类化合物与 BACE1 靶点具有较强的结合作用（其中 No.6 化合物的对接分数为7.91），其相互作用的氨基酸残基（key residues）为 THR232、GLY11、LYS07 和 GLN73。比较 BACE1 酶抑制剂配体小分子和二萜化合物的对接结果发现，两者作用在相同的结合口袋，并且二萜类化合物显示了更强的与 AChE 靶点结合的作用（对接分数为7.9）。大量研究表明：Aβ 是老年斑的主要成分，它是由淀粉样前体蛋白 APP 经 β、γ 分泌酶依次裂解产生的。β-分泌酶是 Aβ 产生的限速酶，抑制 β 或 γ 分泌酶是减少 Aβ 产生的有效方法。β 分泌酶抑制剂已成为 AD 治疗药物的重要靶标。在对接实验中，柏子仁中的二萜类成分显示了与 BACE1 较强的相互作用，推测二萜类化合物可能具有抑制 β-分泌酶的活性。

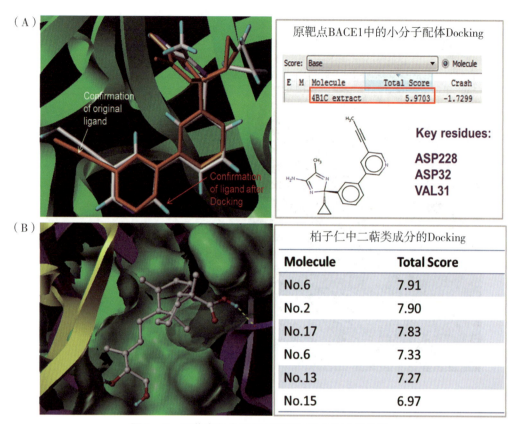

图4-6 二萜类化合物与 BACE1 靶点的对接分析

第三节 柏子仁有效部位抗 AD 靶点验证

Aβ 的过量产生是导致 AD 病理的关键因素之一，Aβ 能够引起神经胶质细胞和星形胶质细胞的激活，促进炎症因子的释放，引起细胞炎症反应。在上述预测的靶点中，PPARγ 蛋白能够调控 β 分泌酶的激活，它的过表达能降低 β 分泌酶的基因转录和表达，从而减少细胞内 Aβ 的产生（图 4-7），PPARγ 受体的激活对阿尔茨海默病（AD）、帕金森病（PD）和缺血性脑血管疾病具有重要的保护作用，PPARγ 已成为 AD 治疗药物的重要靶标。

为了进一步验证 PPARγ 靶点的预测结果，我们选择 AD 线虫模型的活性较好的二萜类化合物 4 和不饱和脂肪酸类化合物 14 进行体外 PPARγ 靶点活性测试。

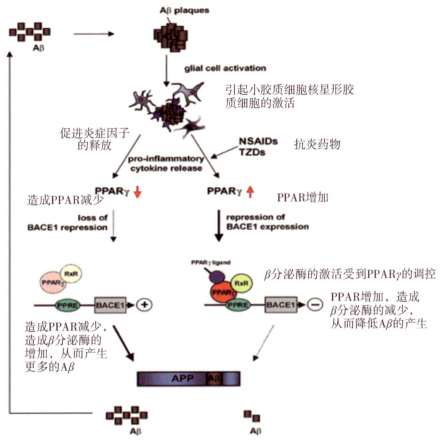

图4-7 PPARγ靶点调控β分泌酶的表达，影响Aβ的产生

【实验方法】

（一）靶点测试

我们采用荧光素酶检测法（PPARγ responsive luciferase assay）来评价化合物对PPARγ的作用。其基本原理是当配体小分子化合物与PPARγ结合后，激活PPARγ的转录活性，与靶基因启动子上游的PPAR反应元件PPRE（peroxisome proliferator response element）结合，进行转录调控。我们将含有PPRE的启动子序列插入编码荧光素酶的报告基因，并共转染表达PPARγ质粒，通过测定荧光素酶活力来考察化合物对PPARγ蛋白的作用（图4-8）。

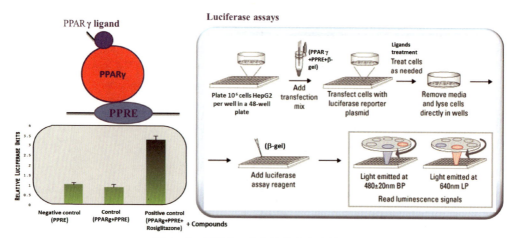

图 4-8　PPARγ 响应的荧光素酶检测法

1. 测试样品

阳性对照药为罗格列酮（rosiglizone）（10 μmol/L），选择两类有代表性的活性化合物异海松酸甲酯（Compoud 4）和不饱和脂肪酸类化合物亚麻酸 linoleic acid（Compoud 14）作为待测样品，进行 PPARγ 活性测试。

2. 细胞转染及荧光素酶活性检测

将待转染的细胞 HepG2 以 2×10^6 mL^{-1} 细胞数接种于 48 孔板，培养 24 h 后，用 Trans-IT LT（Mirus，Madison，WI）试剂按照说明书推荐的方法进行转染，质粒与脂质体比例为 1 μg : 3 μL。

将含有 PPRE 和报告基因荧光素酶 luciferase 的质粒 tk-PPRE-Luc（400 ng）、表达 PPARγ 的质粒 pCMX-PPARγ（200 ng）及 β-gal（beta galactosidase，50 ng）共转染到细胞中。转染 24 h 后，加入阳性对照药罗格列酮（10 μmol/L）和不同浓度的测试样品，DMSO 组设为空白对照。给药 24 h 后，裂解细胞，用多功能光度计（TR717，Perkin Elmer）进行发光检测，通过测定荧光素酶活力来计算化合物对 PPARγ 蛋白的作用，所有试验均重复进行 3 次以上。

【实验结果】

PPARγ 荧光素酶检测结果显示（表 4-3），二萜类化合物 4 能显著激活 PPARγ 受体，且具有浓度依赖关系，其 EC_{50} 为 15.1 μmol/L。在化合物 4 与 PPARγ 靶点的相互作用中（图 4-9），我们看到残基 Phe264、Ser342、Ile341、Phe287、Cys285、Arg288、Gly284、His266 与化合物 4 构成疏水作用。另外，化合物的羰基与疏水性残基 His266 和 Lys265 能够形成氢键。这些氨基酸残基已被实验证明是调控 PPARγ

受体激活的关键结合位点[121]。

表 4-3 靶点 PPARγ 荧光素酶检测结果

分 组	PPARγ 激活倍数	标准差	EC_{50} (μmol/L)
Control	1	0.27	
Rosiglizone (10 μmol/L)	8.57	1.31	
Compound 4 (0.1 μmol/L)	1.20	0.27	
Compound 4 (1.0 μmol/L)	1.42	0.26	
Compound 4 (10 μmol/L)	2.18	0.23	15.1
Compound 4 (50 μmol/L)	2.92	0.33	
Compound 4 (100 μmol/L)	3.49	0.17	
Compound 4 (500 μmol/L)	3.59	0.16	
Compound 14 (0.1 μmol/L)	1.15	0.27	
Compound 14 (1 μmol/L)	1.39	0.14	
Compound 14 (10 μmol/L)	1.65	0.17	38.7
Compound 14 (50 μmol/L)	2.33	0.21	
Compound 14 (100 μmol/L)	3.33	0.27	
Compound 14 (500 μmol/L)	3.41	0.35	

柏子仁中的不饱和脂肪酸化合物 14 也显示了一定的 PPARγ 受体激活作用，其 EC_{50} 为 38.7 μmol/L。化合物 14 与 PPARγ 靶点的相互作用如图 4-10 所示，残基 Phe264、His266、Lys265、Arg288、Ser342、Met364、Met348、Phe360、Ile281、Cys285 与化合物 14 构成疏水作用。此外，化合物 14 的羧基与残基 His266 和 Lys265 形成氢键。

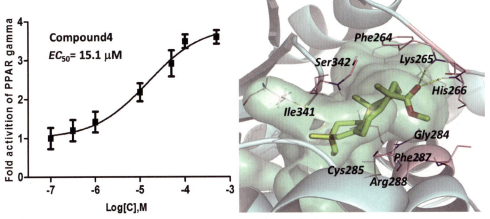

图 4-9 化合物 4 的活性测试 EC_{50} 曲线及与靶点 PPARγ 的结合作用

柏子仁的二萜类化合物 4 与不饱和脂肪酸化合物 14 均能激活 PPARγ 受体，从而降低 β 分泌酶的基因转录和表达，减少细胞内 Aβ 的产生。因此，激活 PPARγ 受体可能是柏子仁有效部位抗 Aβ 毒性的作用机制之一。

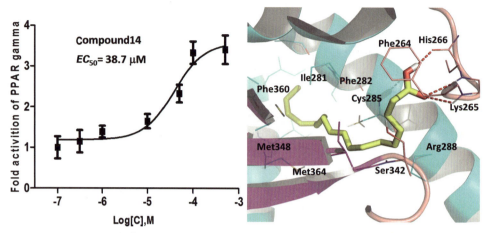

图 4-10　化合物 14 的活性测试 EC_{50} 曲线及与靶点 PPARγ 的结合作用

第四节　本 章 小 结

为了阐明柏子仁有效部位及单体化合物的作用靶点，我们利用云计算 AD 靶点筛选平台中的高通量对接工具 HTDocking，对柏子仁中的二萜类化合物和脂肪酸类化合物进行了 AD 靶点预测。

一、二萜类化合物 AD 靶点预测

基于 HTDocking 方法，我们预测了柏子仁中的 37 个二萜化合物对 AD 靶点的作用，同时构建化合物-靶点相互作用网络图，分析与二萜类化合物作用关系最多的前 5 个 AD 靶点，即①促分裂原活化蛋白激酶 MAPK14；②乙酰胆碱酯酶 AChE；③β-分泌酶 BACE1；④过氧化物酶体增殖物活化受体 PPARγ；⑤α-突触核受体（α-synuclein）。这些靶标是 AD 信号通路和发病机制中的关键靶标，直接参与调控 Aβ 的产生、神经炎症、Tau 蛋白的磷酸化和神经递质的释放。

二、脂肪酸类化合物 AD 靶点预测

我们也用相同的方法预测分析了不饱和脂肪类化合物可能的前 6 个 AD 靶点，这些 AD 靶点分别为：①过氧化物酶体增殖物活化受体 PPARγ；②单胺氧化酶 B (MAO-B)；③促分裂原活化蛋白激酶 MAPK14；④环氧化酶 – 2（COX-2）；⑤乙酰胆碱酯酶 AChE；⑥β – 分泌酶 BACE1。

三、共有靶点的作用强度与结合位点分析

对比不饱和脂肪酸和二萜类化合物的预测结果，我们发现 PPARγ、MAPK14、BACE1 和 AChE 是这两类化合物共有的靶点。通过进一步对接 Docking 分析，我们研究了二萜类化成分对上述 4 个共有靶点的作用强度和关键氨基酸的结合位点，并与原蛋白配体分子的结合强度进行了比较和可能的作用机制分析。

四、预测靶点 PPARγ 的活性验证

我们利用 PPARγ 荧光素酶检测法（PPARγ responsive luciferase assay）评价化合物对 PPARγ 蛋白的结合作用。结果表明：二萜类化合物 4 与不饱和脂肪酸化合物 14 均能显著激活 PPARγ 受体，其 EC_{50} 分别为 15.1 μmol/L 和 38.7 μmol/L。

在这两个化合物与 PPARγ 靶点的相互作用中，我们预测了结合位点的关键氨基酸残基为 Phe264、Ser342、Ile341、Phe287、Cys285、Arg288、Gly284、His266、His266 和 Lys265。文献报道，这些氨基酸残基是调控 PPARγ 受体激活的关键结合位点[121]。由此推测，柏子仁中的二萜类化合物和脂肪酸可能通过作用在这些氨基酸残基上，激活 PPARγ 受体，从而降低 β 分泌酶的基因转录和表达，最终减少 Aβ 的产生。因此，激活 PPARγ 受体可能是柏子仁有效部位抗 Aβ 的作用机制之一。

对于其他预测的 AD 靶点，本团队正在进行相关靶点的验证试验，初步的实验结果表明，柏子仁中的二萜类化合物对预测的乙酰胆碱酯酶 AChE 也具有显著抑制作用，其中化合物 1 的抑制活性优于阳性对照药甲硫新斯的明。由此可见，柏子仁有效部位具有显著抗乙酰胆碱酯酶的作用。本研究对柏子仁有效部位和单体化合物的作用靶点和机制研究提供了思路和实验依据。

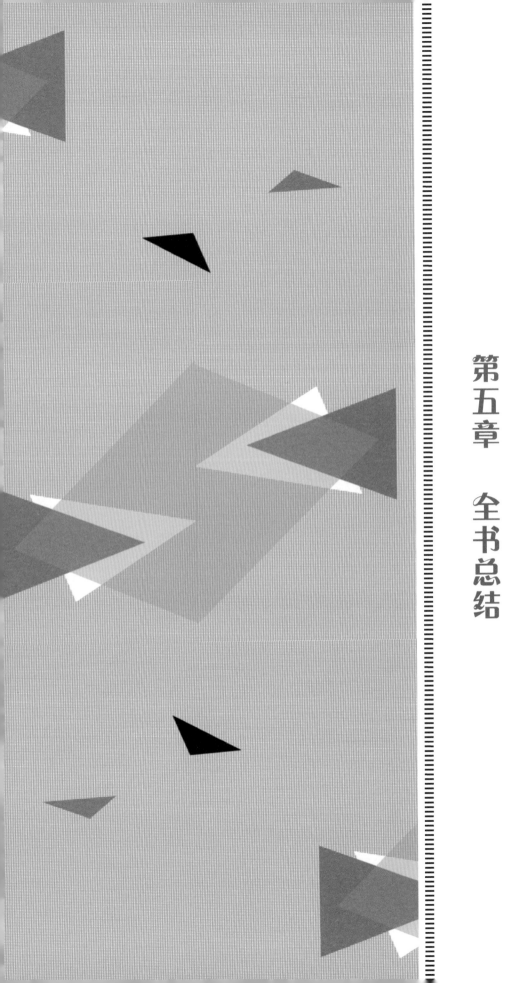

第五章 全书总结

老年痴呆是一种严重危害人体健康的神经退行性疾病。阿尔茨海默病（Alzheimer's disease，AD）是老年痴呆中最主要的类型。由于 AD 发病机制复杂，涉及多个基因、蛋白和它们的相互作用，确切的发病机制尚未明确。目前上市的单靶标 AD 治疗药物仅能缓解临床症状，却无法阻止疾病的进程。近年来，基于多靶点的中药在 AD 防治上具有整体治疗、调制并举等优势。然而，如何阐明中药的多组分、多靶点，一直是研究的难点和热点。

本团队前期采用 Aβ 诱导的老年痴呆线虫模型，发现中药柏子仁提取物具有显著的抗痴呆活性，但其活性作用的物质基础及抗痴呆的作用靶点尚不清楚。因此，本书将计算化学基因组学引入中药研究领域，旨在通过构建云计算化学基因组 AD 靶点筛选平台和新颖的靶标筛选工具，开展柏子仁抗痴呆的活性成分及作用靶点研究，为中药靶点和机制研究提供新的思路和理论依据。本书主要研究内容如下：

一、云计算化学基因组学老年痴呆靶点筛选平台的构建

本团队参与构建了云计算化学基因组学老年痴呆靶点筛选平台（http://www.cbligand.org/AD/）。利用云计算筛选平台和新颖的靶标预测工具，在化学基因组规模下系统探究小分子化合物和老年痴呆靶点间的相互作用。该平台将传统的化合物与靶点一对一的研究思路转化为一个新的多靶点对多组分的研究模式，特别适合天然药物靶点预测和多靶点相互作用研究。

云计算 AD 靶点筛选平台集成了新颖的靶标预测工具：Target Hunter program 和 HTDocking sever。其中，基于配体的 TargetHuner（http://www.cbligand.org/Targethunter）数据库采用二维分子相似性搜索和新颖的 TAMOSIC 算法，预测小分子化合物的作用靶点。它内嵌了独特的 Bioassay Geo Map 功能，能够帮助研究人员快速找到有关靶点的测试研究机构，为进一步靶点验证和研究合作提供技术支持。另外，该平台也含有基于蛋白结构的 HTDocking（http://www.cbligand.org/AD/docking_search.php）靶点预测工具。可利用高通量对接算法，采用一致性打分方式对配体结合状态进行评估、排序，并给出化合物可能的作用靶点。上述两种 AD 靶标筛选工具优势互补，不仅能够预测化合物的作用靶点，而且对脱靶效应（off-target effects）、药物副作用及多靶点相互作用分析提供了有力的研究工具。此外，该平台还集成了血脑屏障预测器 blood-brain barrier（BBB）predictor（http://www.cbligand.org/BBB/）、化合物毒性预测（http://cbligand.org/Tox）、化合物属性和 ADME 的成药性预测（http://www.cbligand.org/cbid/PropertyExplorer.php），这些整合的计算化学信息学工具为 AD 小分子药物设计和成药性研究提供了重要的技术支撑。

为了验证靶标筛选工具的准确性和可行性，我们利用 HTDocking 工具对 5 个 FDA 批准的 AD 治疗药物进行了靶点预测。结果表明：预测的靶点与原有靶点完全一致，并且预测靶点的结合强度 pK_i 值与文献报道的实测值吻合。通过构建 AD 药

物－靶点相互作用的网络分析图，我们预测了 AD 药物潜在的其他作用靶点，为揭示其多靶点相互作用和药物联用产生的协同机制提供了理论依据。此外，我们还利用 Target Hunter 靶标工具预测了天然化合物阿洛苷（acteoside）抗 AD 的作用靶点，并对可能的作用机制进行了探讨。

云计算化学基因组老年痴呆靶点筛选平台的建立，为 AD 靶点预测、信号通路分子机制研究、多重药理分析和新颖的抗 AD 小分子药物设计提供了综合的"一站式"的技术服务。

二、柏子仁有效部位活性成分研究

为了阐明柏子仁有效部位的化学成分，提供靶点预测和活性验证的物质基础，我们综合运用多种色谱和化学方法，结合 Aβ 诱导的 AD 线虫筛选模型，对中药柏子仁有效部位进行活性指导的追踪分离，共得到 15 个化合物，通过现代波谱学手段鉴定了它们的结构，分别为：①樱柏酸（communic acid）；②异柏油酸（isocupressic acid）；③南洋杉酸（imbricatolic acid）；④异海松酸甲酯（isodextropimaric acid methyl ester）；⑤7－羰基－8，15－异海松酸（7-oxo-8, 15-isopimaric acid）；⑥红松内酯（pinusolide）；⑦2R-(E)-（1,3－苯并二恶茂－5－甲基）(1,3－苯并二恶茂－5－亚甲基）丁二酸二甲酯（dehydroheliobuphthalmin）；⑧洒维宁（savinin）；⑨芹黄素（apigenin）；⑩邻苯二甲酸二异辛酯［Bis（2-ethylhexyl）-phthalate］；⑪（9Z，11E，15Z）-13－羟基－十八碳三烯酸（9Z, 11E, 15Z)-13-hydroxyoctadeca-9, 11, 15-trienoic acid）；⑫10，13－二羟基十八烷酸（10, 13-dihydroxyoctadecanoic acid）；⑬2－羟基二十三碳酸（2-hydroxytricosanoic acid）；⑭亚麻酸（linolenic acid）；⑮顺－9－十六碳烯酸（palmitoleic acid）。在上述化合物中，共有二萜类化合物 6 个、木质素类化合物 2 个、脂肪酸类化合物 6 个和黄酮类化合物 1 个。其中，化合物 7、化合物 8、化合物 11、化合物 12 为首次从柏子仁中分离得到。

采用 Aβ 诱导的 AD 线虫模型对上述化合物进行活性评价，结果表明：二萜类和脂肪酸类成分均能够显著抵抗 Aβ 诱导的 CL4176 线虫的瘫痪，延长线虫寿命，其中化合物 1、化合物 4、化合物 10、化合物 14 活性显著，说明二萜类化合物和脂肪酸类化合物是柏子仁抗 AD 活性作用的主要物质基础。

三、柏子仁有效部位抗 AD 靶点预测和活性验证

为进一步揭示柏子仁有效部位及单体化合物的作用靶点，利用已建立的云计算 AD 靶点筛选平台和 HTDocking 靶标筛选工具，对柏子仁有效成分二萜类化合物和脂肪酸类化合物进行了 AD 靶点预测，构建化合物－靶点相互作用的网络图，分析与这两类化合物作用关系最多的共有靶点。

预测结果表明，柏子仁中的二萜类化合物和脂肪酸类化合物共有的 4 个 AD 靶点分别为：①过氧化物酶体增殖物活化受体 PPARγ；②促分裂原活化蛋白激酶 MAPK14；③乙酰胆碱酯酶 AChE；④β-分泌酶 BACE。这些靶标直接参与调控 Aβ 的产生、神经炎症、Tau 蛋白的磷酸化和神经递质的释放，是 AD 信号通路和发病机制中的关键调控靶标。我们通过进一步分子对接 Docking 分析，研究了二萜类化合物对上述 4 个共有靶点的作用强度及关键结合位点的氨基酸残基，并与相应靶蛋白配体分子的结合强度进行了比较和可能作用机制的分析。

我们利用 PPARγ 荧光素酶检测法（PPARγ responsive luciferase assay），验证了上述预测的一个重要 AD 靶点（PPARγ），并考察了化合物与靶点 PPARγ 蛋白的结合作用。结果表明：二萜类化合物异海松酸甲酯与不饱和脂肪酸化合物亚麻酸均能显著激活 PPARγ 受体，其 EC_{50} 分别为 15.1 μmol/L 和 38.7 μmol/L。通过分子对接分析，研究了二萜类化合物异海松酸甲酯激活 PPARγ 受体的可能结合位点和关键氨基酸残基，并对相关机制进行了探讨。

综上所述，我们将计算化学基因组学引入中药研究领域，通过云计算化学基因组 AD 靶点筛选平台的构建、柏子仁活性成分研究、靶点预测和活性验证，揭示了柏子仁有效部位抗痴呆的物质基础及其作用靶点，为中药靶点和机制研究提供了新的研究思路和理论依据。

参 考 文 献

[1] WALDEMAR G, DUBOIS B, EMRE M, et al. Recommendations for the diagnosis and management of Alzheimer's disease and other disorders associated with dementia: EFNS guideline [J]. European journal of neurology, 2007, 14 (1): e1–26.

[2] SELKOE D J. Alzheimer's disease: genes, proteins, and therapy [J]. Physiological reviews, 2001, 81 (2): 741–766.

[3] KERMORVANT-DUCHEMIN E, LABORIE S, RABILLOUD M, et al. Outcome and prognostic factors in neonates with septic shock [J]. Pediatric critical care medicine, 2008, 9 (2): 186–191.

[4] MATTSON M P. Pathways towards and away from Alzheimer's disease [J]. Nature, 2004, 430 (7000): 631–639.

[5] CRUZ L, URBANC B, BULDYREV S V, et al. Aggregation and disaggregation of senile plaques in Alzheimer disease [J]. Proceedings of the national academy of sciences of the United States of America, 1997, 94 (14): 7612–7616.

[6] NATH R, DAVIS M, PROBERT A W, et al. Processing of cdk5 activator p35 to its truncated form (p25) by calpain in acutely injured neuronal cells [J]. Biochemical and biophysical research communications, 2000, 274 (1): 16–21.

[7] MUDHER A, CHAPMAN S, RICHARDSON J, et al. Dishevelled regulates the metabolism of amyloid precursor protein via protein kinase C/mitogen-activated protein kinase and c-Jun terminal kinase [J]. Journal of neuroscience, 2001, 21 (14): 4987–4995.

[8] SIMONS M, KELLER P, DICHGANS J, et al. Cholesterol and Alzheimer's disease: is there a link? [J]. Neurology, 2001, 57 (6): 1089–1093.

[9] FRANCIS P T, PALMER A M, SNAPE M, et al. The cholinergic hypothesis of Alzheimer's disease: a review of progress [J]. Journal of neurology, neurosurgery and psychiatry, 1999, 66 (2): 137–147.

[10] HARDY J, SELKOE D J. The amyloid hypothesis of Alzheimer's disease: progress and problems on the road to therapeutics [J]. Science, 2002, 297 (5580): 353–356.

[11] HAMLEY I W. The amyloid beta peptide: a chemist's perspective. Role in

Alzheimer's and fibrillization [J]. Chemical reviews, 2012, 112 (10): 5147 – 5192.

[12] CHECLER F. Processing of the beta-amyloid precursor protein and its regulation in Alzheimer's disease [J]. Journal of neurochemistry, 1995, 65 (4): 1431 – 1444.

[13] LESNE S, KOH M T, KOTILINEK L, et al. A specific amyloid-beta protein assembly in the brain impairs memory [J]. Nature, 2006, 440 (7082): 352 – 357.

[14] LIU H, WANG L, SU W, et al. Advance in recent patent, clinical trial drug development for Alzheimer's disease [J]. Pharmaceutical patent analyst, 2014, 3 (4): 429 – 447.

[15] GOEDERT M, SPILLANTINI M G, CROWTHER R A. Tau proteins and neurofibrillary degeneration [J]. Brain pathology, 1991, 1 (4): 279 – 286.

[16] BALLATORE C, BRUNDEN K R, TROJANOWSKI J Q, et al. Modulation of protein-protein interactions as a therapeutic strategy for the treatment of neurodegenerative tauopathies [J]. Current topics in medicinal chemistry, 2011, 11 (3): 317 – 330.

[17] DE CALIGNON A, FOX L M, PITSTICK R, et al. Caspase activation precedes and leads to tangles [J]. Nature, 2010, 464 (7292): 1201 – 1204.

[18] HENEKA M T, NADRIGNY F, REGEN T, et al. Locus ceruleus controls Alzheimer's disease pathology by modulating microglial functions through norepinephrine [J]. Proceedings of the National Academy of Sciences of the United States of America, 2010, 107 (13): 6058 – 6063.

[19] SASTRE M, DEWACHTER I, ROSSNER S, et al. Nonsteroidal anti-inflammatory drugs repress beta-secretase gene promoter activity by the activation of PPARgamma [J]. Proceedings of the National Academy of Sciences of the United States of America, 2006, 103 (2): 443 – 448.

[20] GORLOVOY P, LARIONOV S, PHAM T T, et al. Accumulation of tau induced in neurites by microglial proinflammatory mediators [J]. FASEB journal, 2009, 23 (8): 2502 – 2513.

[21] BONDA D J, WANG X, PERRY G, et al. Oxidative stress in Alzheimer disease: a possibility for prevention [J]. Neuropharmacology, 2010, 59 (4 – 5): 290 – 294.

[22] POHANKA M. Cholinesterases, a target of pharmacology and toxicology [J]. Biomedical papers of the medical faculty of the University Palacky, Olomouc, Czechoslovakia, 2011, 155 (3): 219 – 229.

[23] NORDBERG A. Mechanisms behind the neuroprotective actions of cholinesterase

inhibitors in Alzheimer disease [J]. Alzheimer disease and associated disorders, 2006, 20 (2 Suppl 1): S12 – S18.

[24] WANG B S, WANG H, WEI Z H, et al. Efficacy and safety of natural acetylcholinesterase inhibitor huperzine A in the treatment of Alzheimer's disease: an updated meta-analysis [J]. Journal of neural transmission, 2009, 116 (4): 457 – 465.

[25] FORMAN M, PALCZA J, TSENG J, et al. The novel BACE inhibitor MK-8931 dramatically lowers cerebrospinal fluid Aβ peptides in healthy subjects following single-and multiple-dose administration [J]. Alzheimer's & dementia, 2012, 8 (4): 704.

[26] MARTENYI F, LOWE S, DEAN R A, et al. Central and peripheral pharmacokinetic and pharmacodynamic effects of the β-site APP cleavage enzyme (BACE1) inhibitor LY2811376 in humans [J]. Alzheimer's & dementia, 2010, 6 (4): e48.

[27] LANDRETH G, JIANG Q, MANDREKAR S, et al. PPARgamma agonists as therapeutics for the treatment of Alzheimer's disease [J]. Neurotherapeutics, 2008, 5 (3): 481 – 489.

[28] ROSEN L B, STONE J A, PLUMP A, et al. The gamma secretase inhibitor MK-0752 acutely and significantly reduces CSF Abeta40 concentrations in humans [J]. Alzheimer's and dementia, 2006, 2 (3): S79.

[29] WOOD K M, LANZ T A, COFFMAN K J, et al. P2-375: Efficacy of the novel γ-secretase inhibitor, PF-3084014, in reducing Aβ in brain, CSF, and plasma in guinea pigs and Tg2576 mice [J]. Alzheimer's & dementia, 2008, 4 (4): T482 – T483.

[30] ADLARD P A, CHERNY R A, FINKELSTEIN D I, et al. Rapid restoration of cognition in Alzheimer's transgenic mice with 8-hydroxy quinoline analogs is associated with decreased interstitial Abeta [J]. Neuron, 2008, 59 (1): 43 – 55.

[31] GILMAN S, KOLLER M, BLACK R S, et al. Clinical effects of Abeta immunization (AN1792) in patients with AD in an interrupted trial [J]. Neurology, 2005, 64 (9): 1553 – 1562.

[32] MUHS A, HICKMAN D T, PIHLGREN M, et al. Liposomal vaccines with conformation-specific amyloid peptide antigens define immune response and efficacy in APP transgenic mice [J]. Proceedings of the National Academy of Sciences of the United States of America, 2007, 104 (23): 9810 – 9815.

[33] PEI J J, SJOGREN M, WINBLAD B. Neurofibrillary degeneration in Alzheimer's disease: from molecular mechanisms to identification of drug targets [J]. Curr Opin psychiatry, 2008, 21 (6): 555 – 561.

[34] KAKU S, CHAKI S, MURAMATSU M. GSK-3 inhibitors: recent developments and therapeutic potential [J]. Current signal transduction therapy, 2008, 3 (3): 195-205.

[35] WISCHIK C M, EDWARDS P C, LAI R Y, et al. Selective inhibition of Alzheimer disease-like tau aggregation by phenothiazines [J]. Proceedings of the National Academy of Sciences of the United States of America, 1996, 93 (20): 11213-11218.

[36] CATTANEO A, CAPSONI S, PAOLETTI F. Towards non invasive nerve growth factor therapies for Alzheimer's disease [J]. Journal of Alzheimer's disease, 2008, 15 (2): 255-283.

[37] CHIU C C, SU K P, CHENG T C, et al. The effects of omega-3 fatty acids monotherapy in Alzheimer's disease and mild cognitive impairment: a preliminary randomized double-blind placebo-controlled study [J]. Progress in neuro-psychopharmacology and biological psychiatry, 2008, 32 (6): 1538-1544.

[38] NICHOLAS T, EVANS R, STYREN S, et al. PF-04447943, a novel PDE9A inhibitor, increases cGMP levels in cerebrospinal fluid: translation from non-clinical species to healthy human volunteers [J]. Alzheimer's & dementia, 2009, 5 (4): 330-331.

[39] REDDY P H, BEAL M F. Amyloid beta, mitochondrial dysfunction and synaptic damage: implications for cognitive decline in aging and Alzheimer's disease [J]. Trends in molecular medicine, 2008, 14 (2): 45-53.

[40] MANGIALASCHE F, SOLOMON A, WINBLAD B, et al. Alzheimer's disease: clinical trials and drug development [J]. Lancet neurology, 2010, 9 (7): 702-716.

[41] EVIN G, HINCE C. BACE1 as a therapeutic target in Alzheimer's disease: rationale and current status [J]. Drugs and aging, 2013, 30 (10): 755-764.

[42] DOODY R S, GAVRILOVA S I, SANO M, et al. Effect of dimebon on cognition, activities of daily living, behaviour, and global function in patients with mild-to-moderate Alzheimer's disease: a randomised, double-blind, placebo-controlled study [J]. Lancet, 2008, 372 (9634): 207-215.

[43] LI L, SENGUPTA A, HAQUE N, et al. Memantine inhibits and reverses the Alzheimer type abnormal hyperphosphorylation of tau and associated neurodegeneration [J]. FEBS Letters, 2004, 566 (1-3): 261-269.

[44] WEINSTOCK M, BEJAR C, WANG R H, et al. TV3326, a novel neuroprotective drug with cholinesterase and monoamine oxidase inhibitory activities for the treatment of Alzheimer's disease [J]. Journal of neural transmission, 2000 (60): 157-169.

[45] YOUDIM M B, FRIDKIN M, ZHENG H. Bifunctional drug derivatives of MAO-B inhibitor rasagiline and iron chelator VK-28 as a more effective approach to treatment of brain ageing and ageing neurodegenerative diseases [J]. Mechanisms of ageing and development, 2005, 126 (2): 317–326.

[46] WU Y, WU Z, BUTKO P, et al. Amyloid-beta-induced pathological behaviors are suppressed by ginkgo biloba extract EGb 761 and ginkgolides in transgenic *Caenorhabditis* elegans [J]. Journal of neuroscience, 2006, 26 (50): 13102–13113.

[47] TSAI H Y, HUANG P H, LIN F Y, et al. Ginkgo biloba extract reduces high-glucose-induced endothelial reactive oxygen species generation and cell adhesion molecule expression by enhancing HO-1 expression via Akt/eNOS and p38 MAP kinase pathways [J]. European journal of pharmaceutical sciences, 2013, 48 (4–5): 803–811.

[48] BOGHDADY N A. Antioxidant and antiapoptotic effects of proanthocyanidin and ginkgo biloba extract against doxorubicin-induced cardiac injury in rats [J]. Cell biochemistry and function, 2013, 31 (4): 344–351.

[49] KEHR J, YOSHITAKE S, IJIRI S, et al. Ginkgo biloba leaf extract (EGb 761 (R)) and its specific acylated flavonol constituents increase dopamine and acetylcholine levels in the rat medial prefrontal cortex: possible implications for the cognitive enhancing properties of EGb 761 (R) [J]. International psychogeriatrics, 2012, 24 (Suppl 1): S25–S34.

[50] ZHANG H Y, TANG X C. Neuroprotective effects of huperzine A: new therapeutic targets for neurodegenerative disease [J]. Trends in pharmacological sciences, 2006, 27 (12): 619–625.

[51] RAFII M S, WALSH S, LITTLE J T, et al. A phase II trial of huperzine A in mild to moderate Alzheimer disease [J]. Neurology, 2011, 76 (16): 1389–1394.

[52] ZHOU L, HOU Y, YANG Q, et al. Tetrahydroxystilbene glucoside improves the learning and memory of amyloid-β_{1-42}-injected rats and may be connected to synaptic changes in the hippocampus [J]. Canadian journal of physiology and pharmacology, 2012, 90 (11): 1446–1455.

[53] MARTIN Y C, KOFRON J L, TRAPHAGEN L M. Do structurally similar molecules have similar biological activity? [J]. Journal of medicinal chemistry, 2002, 45 (19): 4350–4358.

[54] SHERIDAN R P, KEARSLEY S K. Why do we need so many chemical similarity search methods? [J]. Drug Discov Today, 2002, 7 (17): 903–911.

[55] BENDER A, JENKINS J L, SCHEIBER J, et al. How similar are similarity search-

ing methods? A principal component analysis of molecular descriptor space [J]. J Chem Inf Model, 2009, 49 (1): 108 – 119.

[56] KEISER M J, SETOLA V, IRWIN J J, et al. Predicting new molecular targets for known drugs [J]. Nature, 2009, 462 (7270): 175 – 181.

[57] WANG L, MA C, WIPF P, et al. Target hunter: an in silico target identification tool for predicting therapeutic potential of small organic molecules based on chemogenomic database [J]. Aaps Journal, 2013, 15 (2): 395 – 406.

[58] NIDHI, GLICK M, DAVIES J W, et al. Prediction of biological targets for compounds using multiple-category Bayesian models trained on chemogenomics databases [J]. J Chem Inf Model, 2006, 46 (3): 1124 – 1133.

[59] LI H, GAO Z, KANG L, et al. TarFisDock: a web server for identifying drug targets with docking approach [J]. Nucleic acids research, 2006, 34 (Web Server issue): W219 – W224.

[60] CHEN X, UNG C Y, CHEN Y. Can an in silico drug-target search method be used to probe potential mechanisms of medicinal plant ingredients? [J]. Natural product reports, 2003, 20 (4): 432 – 444.

[61] LIU X, OUYANG S, YU B, et al. PharmMapper server: a web server for potential drug target identification using pharmacophore mapping approach [J]. Nucleic Acids research, 2010, 38 (Web Server issue): W609 – W614.

[62] LAMB J, CRAWFORD E D, PECK D, et al. The connectivity map: using gene-expression signatures to connect small molecules, genes, and disease [J]. Science, 2006, 313 (5795): 1929 – 1935.

[63] WISHART D S, KNOX C, GUO A C, et al. DrugBank: a comprehensive resource for in silico drug discovery and exploration [J]. Nucleic acids research, 2006, 34 (Database issue): D668 – D672.

[64] SEILER K P, GEORGE G A, HAPP M P, et al. ChemBank: a small-molecule screening and cheminformatics resource database [J]. Nucleic acids research, 2008, 36 (Database issue): D351 – D359.

[65] MATTINGLY C J, COLBY G T, FORREST J N, et al. The comparative toxicogenomics database (CTD) [J]. Environmental health perspectives, 2003, 111 (6): 793 – 795.

[66] GUNTHER S, KUHN M, DUNKEL M, et al. Super target and matador: resources for exploring drug-target relationships [J]. Nucleic acids research, 2008, 36 (Database issue): D919 – D922.

[67] CHEN X, JI Z L, CHEN Y Z. TTD: Therapeutic target database [J]. Nucleic acids research, 2002, 30 (1): 412 – 415.

[68] WANG Y, XIAO J, SUZEK T O, et al. PubChem: a public information system for analyzing bioactivities of small molecules [J]. Nucleic acids research, 2009, 37 (Web Server issue): W623 – W633.

[69] LIU T, LIN Y, WEN X, et al. BindingDB: a web-accessible database of experimentally determined protein-ligand binding affinities [J]. Nucleic acids research, 2007, 35 (Database issue): D198 – D201.

[70] LIM E, PON A, DJOUMBOU Y, et al. T3DB: a comprehensively annotated database of common toxins and their targets [J]. Nucleic acids research, 2010, 38 (Database issue): D781 – D786.

[71] WANG R, FANG X, LU Y, et al. The PDBbind database: collection of binding affinities for protein-ligand complexes with known three-dimensional structures [J]. Journal of medicinal chemistry, 2004, 47 (12): 2977 – 2980.

[72] LI Q, WU D, ZHANG L, et al. Effects of galantamine on beta-amyloid release and beta-site cleaving enzyme 1 expression in differentiated human neuroblastoma SH-SY5Y cells [J]. Exp Gerontol, 2010, 45 (11): 842 – 847.

[73] GAO Z, LI H, ZHANG H, et al. PDTD: a web-accessible protein database for drug target identification [J]. BMC bioinformatics, 2008, 9: 104.

[74] GERONIKAKI A, DRUZHILOVSKY D, ZAKHAROV A, et al. Computer-aided prediction for medicinal chemistry via the internet [J]. SAR and QSAR in environmental research, 2008, 19 (1 – 2): 27 – 38.

[75] LAGUNIN A, ZAKHAROV A, FILIMONOV D, et al. QSAR modelling of rat acute toxicity on the basis of PASS prediction [J]. Molecular informatics, 2011, 30 (2 – 3): 241 – 250.

[76] KINNINGS S L, JACKSON R M. Reverse screen 3D: a structure-based ligand matching method to identify protein targets [J]. J Chem Inf Model, 2011, 51 (3): 624 – 634.

[77] BERTRAM L, MCQUEEN M B, MULLIN K, et al. Systematic meta-analyses of Alzheimer disease genetic association studies: the AlzGene database [J]. Nature genetics, 2007, 39 (1): 17 – 23.

[78] MIZUNO S, IIJIMA R, OGISHIMA S, et al. AlzPathway: a comprehensive map of signaling pathways of Alzheimer's disease [J]. BMC systems biology, 2012, 6: 52.

[79] WANG L, XIONG Y, SUN Y, et al. HLungDB: an integrated database of human lung cancer research [J]. Nucleic acids research, 2010, 38 (suppl 1): D665 – D669.

[80] GU J, GUI Y, CHEN L, et al. CVDHD: a cardiovascular disease herbal database for drug discovery and network pharmacology [J]. J Cheminform, 2013, 5 (1):

1-6.

[81] IRWIN J J, SHOICHET B K, MYSINGER M M, et al. Automated docking screens: a feasibility study [J]. J Med Chem, 2009, 52 (18): 5712-5720.

[82] XIE X, WANG L, LIU H, et al. Chemogenomics knowledgebased polypharmacology analyses of drug abuse related G-protein coupled receptors and their ligands [J]. Frontiers in pharmacology, 2014, 5 (3): 1-11.

[83] WANG Y Z, TANG C P, KE C Q, et al. Diterpenoids from the pericarp of *Platycladus* orientalis [J]. Phytochemistry, 2008, 69 (2): 518-526.

[84] 肖培根. 新编中药志 [M]. 北京: 化学工业出版社, 2002: 63.

[85] 李海生, 王安林, 于利人. 柏子仁单方注射液对睡眠模型猫影响的实验研究 [J]. 天津中医学院学报, 2000, 19 (3): 38-40.

[86] 孙付军, 陈慧慧. 柏子仁皂苷和柏子仁油改善睡眠作用的研究 [J]. 世界中西医结合杂志, 2010, 5 (5): 394-395.

[87] 夏传涛, 李宝莉, 袁秉祥. 正交设计研究酸枣仁油与柏子仁油配伍对小鼠自主活动的影响 [J]. 西北药学杂志, 2006 (2): 67-68.

[88] 李彦灵, 叶雪兰, 李卫民. CO_2 超临界制备的柏子仁油及柏子仁霜的安神功效研究 [J]. 北方药学, 2011 (9): 30-31.

[89] NISHIYAMA N, CHU P J, SAITO H. Beneficial effects of biota, a traditional Chinese herbal medicine on learning impairment induced by basal forebrain-lesion in mice [J]. Biological and pharmaceutical bulletin, 1995, 18 (11): 1513-1517.

[90] NISHIYAMA N, YUAN-LIANG W, KAIMORI J Y, et al. Biota (Po-Tzu-Jen), a traditional Chinese medicine, ameliorates the memory acquisition disorder induced by amygdala lesion in mice [J]. Phytotherapy research, 1992, 6 (6): 289-293.

[91] NISHIYAMA N, CHU P J, SAITO H. An herbal prescription, S-113m, consisting of biota, ginseng and schizandra, improves learning performance in senescence accelerated mouse [J]. Biological and pharmaceutical bulletin, 1996, 19 (3): 388-393.

[92] 余正文, 杨小生, 范明. 柏子仁促鸡胚背根神经节生长活性成分研究 [J]. 中草药, 2005 (1): 28-29.

[93] KOO B S, KIM Y K, PARK K S, et al. Attenuating effect of a traditional Korean formulation, Paeng-Jo-Yeon-Nyeon-Baek-Ja-In-Hwan (PJBH), on hydrogen peroxide-induced injury in PC12 cells [J]. Phytotherapy research, 2004, 18 (6): 488-493.

[94] KOO K A, SUNG S H, KIM Y C. A new neuroprotective pinusolide derivative from

the leaves of biota orientalis [J]. Chemical and pharmaceutical bulletin, 2002, 50 (6): 834 – 836.

[95] KOO K A, LEE M K, KIM S H, et al. Pinusolide and 15-methoxypinusolidic acid attenuate the neurotoxic effect of staurosporine in primary cultures of rat cortical cells [J]. British journal of pharmacology, 2007, 150 (1): 65 – 71.

[96] LIU H, LIANG F, SU W, et al. Lifespan extension by n-butanol extract from seed of *Platycladus* orientalis in *Caenorhabditis* elegans [J]. Journal of ethnopharmacology, 2013, 147 (2): 366 – 372.

[97] ERTL P. Molecular structure input on the web [J]. Journal of chemical information and modeling, 2010, 2 (1): 1.

[98] O'BOYLE N M, BANCK M, JAMES C A, et al. Open Babel: an open chemical toolbox [J]. Journal of cheminformatics, 2011, 3: 33.

[99] SALUM L B, POLIKARPOV I, ANDRICOPULO A D. Structure-based approach for the study of estrogen receptor binding affinity and subtype selectivity [J]. Journal of chemical information and modeling, 2008, 48 (11): 2243 – 2253.

[100] CLARK R D, STRIZHEV A, LEONARD J M, et al. Consensus scoring for ligand/protein interactions [J]. J Mol Graph Model, 2002, 20 (4): 281 – 295.

[101] KURISU M, MIYAMAE Y, MURAKAMI K, et al. Inhibition of amyloid beta aggregation by acteoside, a phenylethanoid glycoside [J]. Biosci biotechnol biochem, 2013, 77 (6): 1329 – 1332.

[102] WANG H, XU Y, YAN J, et al. Acteoside protects human neuroblastoma SH-SY5Y cells against beta-amyloid-induced cell injury [J]. Brain Res, 2009, 1283: 139 – 147.

[103] YAN S D, FU D, SOTO C, et al. An intracellular protein that binds amyloid-beta peptide and mediates neurotoxicity in Alzheimer's disease [J]. Nature, 1997, 389 (6652): 689 – 695.

[104] YAN S D, SHI Y, ZHU A, et al. Role of ERAB/L-3-hydroxyacyl-coenzyme A dehydrogenase type II activity in Abeta-induced cytotoxicity [J]. J Biol Chem, 1999, 274 (4): 2145 – 2156.

[105] LARSSON J, GOTTFRIES J, BOHLIN L, et al. Expanding the ChemGPS chemical space with natural products [J]. J Nat Prod, 2005, 68 (7): 985 – 991.

[106] HOOZEMANS J J, ROZEMULLER A J, JANSSEN I, et al. Cyclooxygenase expression in microglia and neurons in Alzheimer's disease and control brain [J]. Acta neuropathol, 2001, 101 (1): 2 – 8.

[107] WU H M, TZENG N S, QIAN L, et al. Novel neuroprotective mechanisms of memantine: increase in neurotrophic factor release from astroglia and anti-inflamma-

tion by preventing microglial activation [J]. Neuropsychopharmacology, 2009, 34 (10): 2344 - 2357.

[108] SUTPHIN G L, KAEBERLEIN M. Measuring *Caenorhabditis* elegans life span on solid media [J]. J Vis Exp, 2009, 27: 1152.

[109] KUO Y H, CHEN W C. Chemical constituents of the pericarp of *Platycladus* orientalis [J]. Journal of the Chinese Chemical society, 1999, 46 (5): 819 - 824.

[110] FANG J M, CHEN Y C, WANG B W, et al. Terpenes from heartwood of *Juniperus* chinensis [J]. Phytochemistry, 1996, 41 (5): 1361 - 1365.

[111] KUO Y H, CHEN W C, LEE C K. Four new terpenes from the pericarp of *Platycladus* orientalis [J]. Chemical and pharmaceutical bulletin, 2000, 48 (6): 766 - 768.

[112] LIM H S, OH S R, LEE H J, et al. Suppressive effects of *Anthriscus* sylvestris constituents on the expression and production of matrix metalloproteinase-9 using luciferase transfected raw 264.7 cell based assay system [J]. Journal of the Korean society for applied biological chemistry, 2009, 52 (6): 620 - 625.

[113] IBRAHIM L F, EL-SENOUSY W M and HAWAS U W. NMR spectral analysis of flavonoids from chrysanthemum coronarium [J]. Chemistry of natural compounds, 2007, 43 (6): 659 - 662.

[114] ZHANG Y, LI W, SUN J, et al. NMR-based metabolic profiling for serum of mouse exposed to source water [J]. Ecotoxicology, 2011, 20 (5): 1065 - 1070.

[115] SHIMURA M, MASE S, IWATA M, et al. Anti-conidial germination factors induced in the presence of probenazole in infected host leaves. III. Structural elucidation of substances A and C [J]. Agricultural and biological chemistry, 1983, 47 (9): 1983 - 1989.

[116] KISHIMOTO N, YAMAMOTO I, TORAISHI K, et al. Two distinct pathways for the formation of hydroxy FA from linoleic acid by lactic acid bacteria [J]. Lipids, 2003, 38 (12): 1269 - 1274.

[117] XU J, GUO S, DU L, et al. Isolation of cytotoxic glucoerebrosides and long-chain bases from sea cucumber Cucumaria frondosa using high speed counter-current chromatography [J]. Journal of oleo science, 2012, 62 (3): 133 - 142.

[118] HUTTON W C, GARBOW Jr, HAYES T R. Nondestructive NMR determination of oil composition in transformed canola seeds [J]. Lipids, 1999, 34 (12): 1339 - 1346.

[119] MARSZALEK R, PISKLAK M, JANKOWSKI W, et al. NMR and gas chromatog-

raphy studies of lyophilized human brain tumors [J]. Acta poloniae pharmaceutica, 2009, 67 (2): 129 – 136.

[120] DALRYMPLE S A. p38 mitogen activated protein kinase as a therapeutic target for Alzheimer's disease [J]. J Mol Neurosci, 2002, 19 (3): 295 – 299.

[121] AMBROSIO A L, DIAS S M, POLIKARPOV I, et al. Ajulemic acid, a synthetic nonpsychoactive cannabinoid acid, bound to the ligand binding domain of the human peroxisome proliferator-activated receptor gamma [J]. J Biol Chem, 2007, 282 (25): 18625 – 18633.

附录 Ⅰ 缩略语表

缩略词	英文名	中文名
AD	Alzheimer's disease	阿尔茨海默病
PPARγ	peroxisome proliferator-activated receptor gamma	过氧化物酶体增殖物活化受体
MAPK14	mitogen-activated protein kinase 14	促分裂原活化蛋白激酶
AChE	acetylcholinesterase	乙酰胆碱酯酶
BACE1	β-secretase1	β-分泌酶
NMR	nuclear magnetic resonance	核磁共振
Aβ	amyloid-beta	β淀粉样蛋白
SP	senile plaques	老年斑
NFT	neurolfibrillary tangles	神经纤维缠结
APP	amyloid precursor protein	β淀粉样前体蛋白
C. elegans	*caenorhabditis elegans*	秀丽引杆线虫
NGM	nematode growth medium	线虫培养基
DMSO	dimethylsulfoxide	二甲基亚砜
COX-2	cyclooxygenase-2	环氧合酶-2
BBB	blood-brain barrier	血脑屏障
MAO-B	monoamine oxidase	单胺氧化酶B
ERAB	endoplasmic reticulum-associated amyloid beta-peptide-binding protein	内质网相关β淀粉样结合蛋白

附录 Ⅱ　化学结构及靶点研究数据

附表 1　柏子仁有效部位中的二萜和脂肪酸类化合物

编号	化学结构	分子量	HTDocking 靶点预测结果链接
1		302	https：//www.cbligand.org/AD/retrieve_result.php?dir = wrk87989&bRefresh = T
2		320	https：//www.cbligand.org/AD/retrieve_result.php?dir = wrk47371&bRefresh = T
3		322	https：//www.cbligand.org/AD/retrieve_result.php?dir = wrk86546&bRefresh = T
4		316	https：//www.cbligand.org/AD/retrieve_result.php?dir = wrk56282&bRefresh = T
5		316	https：//www.cbligand.org/AD/retrieve_result.php?dir = wrk82436&bRefresh = T
6		336	https：//www.cbligand.org/AD/retrieve_result.php?dir = wrk63874&bRefresh = T

续上表

编号	化学结构	分子量	HTDocking 靶点预测结果链接
7		318	https：//www. cbligand. org/AD/retrieve_result. php?dir = wrk69974&bRefresh = T
8		336	https：//www. cbligand. org/AD/retrieve_result. php?dir = wrk76377&bRefresh = T
9		346	https：//www. cbligand. org/AD/retrieve_result. php?dir = wrk82195&bRefresh = T
10		318	https：//www. cbligand. org/AD/retrieve_result. php?dir = wrk39320&bRefresh = T
11		320	https：//www. cbligand. org/AD/retrieve_result. php?dir = wrk61283&bRefresh = T
12		336	https：//www. cbligand. org/AD/retrieve_result. php?dir = wrk81037&bRefresh = T
13		336	https：//www. cbligand. org/AD/retrieve_result. php?dir = wrk76065&bRefresh = T
14		352	https：//www. cbligand. org/AD/retrieve_result. php?dir = wrk78409&bRefresh = T

续上表

编号	化学结构	分子量	HTDocking 靶点预测结果链接
15		334	https://www.cbligand.org/AD/retrieve_result.php?dir=wrk73977&bRefresh=T
16		336	https://www.cbligand.org/AD/retrieve_result.php?dir=wrk37126&bRefresh=T
17		336	https://www.cbligand.org/AD/retrieve_result.php?dir=wrk95156&bRefresh=T
18		336	https://www.cbligand.org/AD/retrieve_result.php?dir=wrk18960&bRefresh=T
19		306	https://www.cbligand.org/AD/retrieve_result.php?dir=wrk19492&bRefresh=T
20		290	https://www.cbligand.org/AD/retrieve_result.php?dir=wrk36250&bRefresh=T
21		346	https://www.cbligand.org/AD/retrieve_result.php?dir=wrk91326&bRefresh=T
22		314	https://www.cbligand.org/AD/retrieve_result.php?dir=wrk49120&bRefresh=T

续上表

编号	化学结构	分子量	HTDocking 靶点预测结果链接
23		316	https://www.cbligand.org/AD/retrieve_result.php? dir = wrk51617&bRefresh = T
24		318	https://www.cbligand.org/AD/retrieve_result.php? dir = wrk95121&bRefresh = T
25		302	https://www.cbligand.org/AD/retrieve_result.php? dir = wrk71154&bRefresh = T
26		302	https://www.cbligand.org/AD/retrieve_result.php? dir = wrk56631&bRefresh = T
27		274	https://www.cbligand.org/AD/retrieve_result.php? dir = wrk90975&bRefresh = T
28		316	https://www.cbligand.org/AD/retrieve_result.php? dir = wrk37798&bRefresh = T
29		308	https://www.cbligand.org/AD/retrieve_result.php? dir = wrk83218&bRefresh = T
30		300	https://www.cbligand.org/AD/retrieve_result.php? dir = wrk60793&bRefresh = T

续上表

编号	化学结构	分子量	HTDocking 靶点预测结果链接
31		336	https://www.cbligand.org/AD/retrieve_result.php?dir = wrk21620&bRefresh = T
32		314	https://www.cbligand.org/AD/retrieve_result.php?dir = wrk97913&bRefresh = T
33		316	https://www.cbligand.org/AD/retrieve_result.php?dir = wrk40717&bRefresh = T
34		332	https://www.cbligand.org/AD/retrieve_result.php?dir = wrk68985&bRefresh = T
35		292	https://www.cbligand.org/AD/retrieve_result.php?dir = wrk74511&bRefresh = T
36		306	https://www.cbligand.org/AD/retrieve_result.php?dir = wrk98767&bRefresh = T
37		350	https://www.cbligand.org/AD/retrieve_result.php?dir = wrk80388&bRefresh = T
38		412	https://www.cbligand.org/AD/retrieve_result.php?dir = wrk46903&bRefresh = T

续上表

编号	化学结构	分子量	HTDocking 靶点预测结果链接
39		352	https://www.cbligand.org/AD/retrieve_result.php?dir = wrk39854&bRefresh = T
40		294	https://www.cbligand.org/AD/retrieve_result.php?dir = wrk83935&bRefresh = T
41		390	https://www.cbligand.org/AD/retrieve_result.php?dir = wrk90201&bRefresh = T
42		308	https://www.cbligand.org/AD/retrieve_result.php?dir = wrk37966&bRefresh = T
43		304	https://www.cbligand.org/AD/retrieve_result.php?dir = wrk79250&bRefresh = T
44		278	https://www.cbligand.org/AD/retrieve_result.php?dir = wrk62114&bRefresh = T
45		280	https://www.cbligand.org/AD/retrieve_result.php?dir = wrk52789&bRefresh = T
46		296	https://www.cbligand.org/AD/retrieve_result.php?dir = wrk91276&bRefresh = T
47		308	https://www.cbligand.org/AD/retrieve_result.php?dir = wrk22467&bRefresh = T

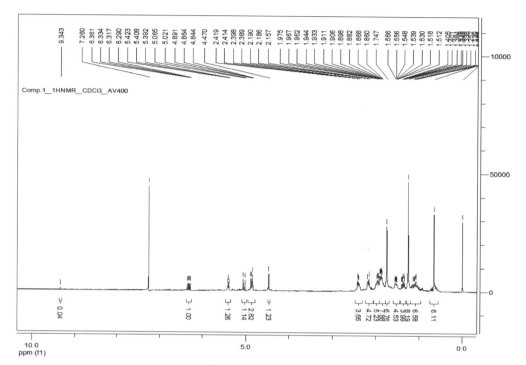

¹H-NMR Spectrum of Compound 1

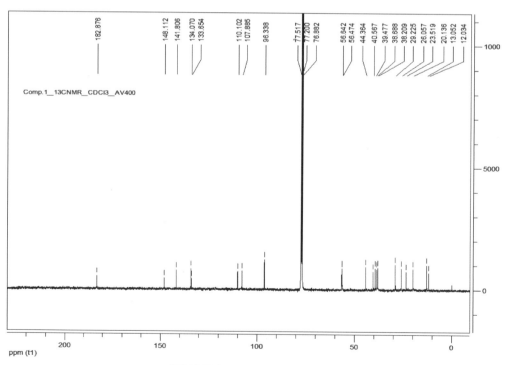

¹³C-NMR Spectrum of Compound 1

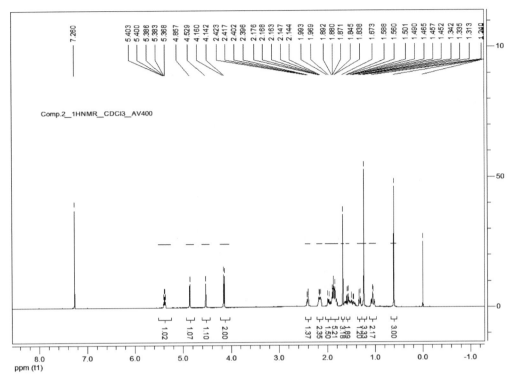

^{1}H-NMR Spectrum of Compound 2

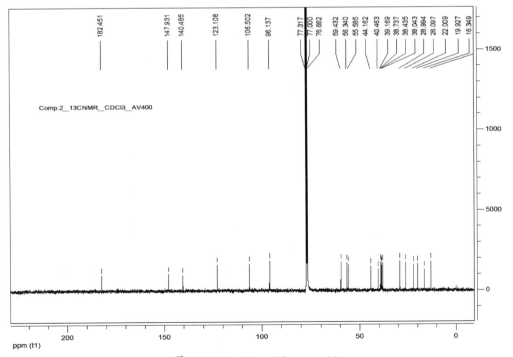

^{13}C-NMR Spectrum of Compound 2

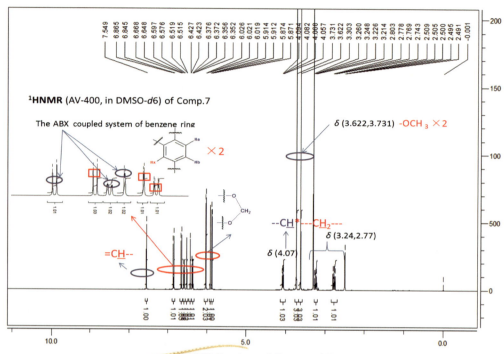

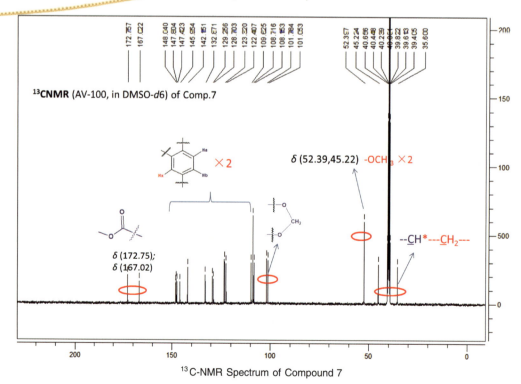

附图1　柏子仁主要化合物的核磁共振图谱